英國皇家
植物園
藥用草本圖鑑

香草&藥草
的栽植、
醫療與生活
應用指南

THE GARDENER'S COMPANION TO
MEDICINAL
AN A-Z OF HEALING
PLANTS AND HOME
REMEDIES
PLANTS

照片致謝

頁33　Jan Kops et al. - Flora Batava - Kurt Stueber以GFDL之名授予許可。資料來源：www.biolib.de

頁47　Martin de Argenta, V., Album de la flora médico- farmacéutica é industrial, indígena y exótica, vol. 2: t. 67 (1863) [I. Salcedo]

頁50　Ruiz Lopez, H., Pavon, J.A., Flora Peruviana, et Chilensis, Plates 153-325, vol. 2: p. 24, t. 245, fig. b (1798-1802)

頁69　L'Héritier de Brutelle, C.L., Stirpes novae aut minus cognitae, t. 78 (1784)

頁71　Bessler, Basilius, Hortus Eystettensis, vol. 3: Quartus ordo collectarum plantarum autumnalium, t. 360, fig. I (1620) [B. Besler]

頁91　Siebold, P.F. von, Zuccarini, J.G., Flora Japonica, t. 136 (1875)

頁101　Bessler, Basilius, Hortus Eystettensis, vol. 2: Quintus ordo collectarum plantarum aestivalium, t. 206 (1620) [B. Besler]

頁129　Jaume Saint-Hilaire, J.H., Traité des arbres forestiers, t. 44 (1824)

頁133　Blanco, M., Flora de Filipinas, t. 257 (1875)

頁152　英國植物學，以及英國植物的彩色繪圖，ed. 3 [B] [J.E. Sowerby et al], vol. 8: t. 1230 (1868)

頁176　科羅曼德海岸的植物（Plants of the coast of Coromandel）vol. 1 (http://www.botanicus.org/page/280080), William Roxburgh (1751-1815), Sir Joseph Banks (1743-1820)

頁177　Getty images/Judy Unger

頁186　Roxburgh, W., 科羅曼德海岸的植物（Plants of the coast of Coromandel）, vol. 1: t. 24 (1795) [n.a.]
頁194 Roxburgh, W., 科羅曼德海岸的植物（Plants of the coast of Coromandel）, vol. 2: t. 197 (1798) [n.a.]

THE GARDENER'S COMPANION TO

MEDICINAL

AN A-Z OF HEALING
PLANTS AND HOME
REMEDIES

PLANTS

目錄

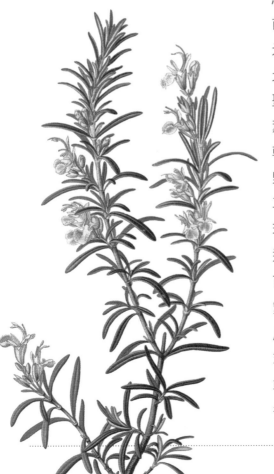

藥用植物的世界

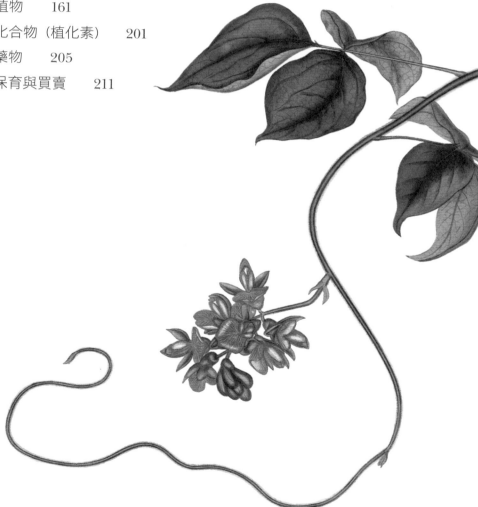

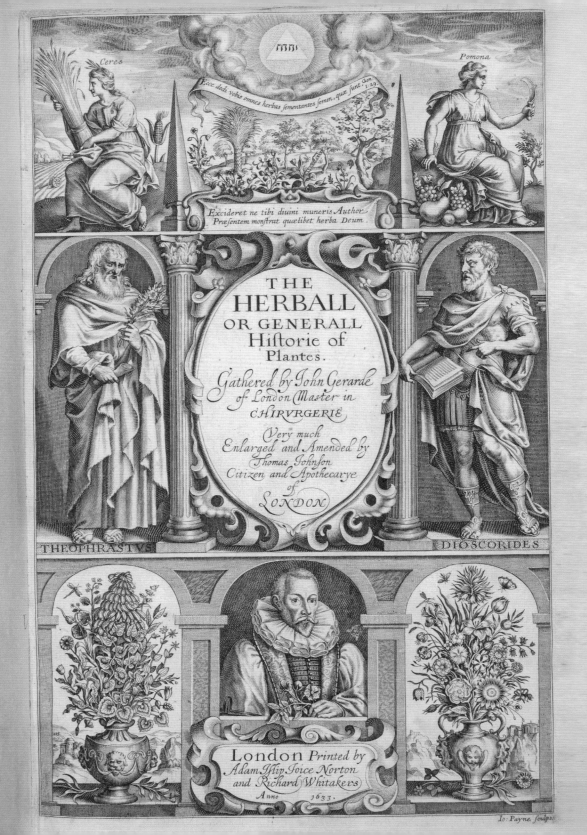

Ceres

Pomona

Ecce dedi vobis omnes herbas sementantes semen, quæ sunt Gen. 1, 29.

Excideret ne tibi diuini muneris Author,
Præsentem monstrat quælibet herba Deum.

THE
HERBALL
OR GENERALL
Historie of
Plantes.

Gathered by John Gerarde
of London Master in
CHIRVRGERIE

Very much
Enlarged and Amended by
Thomas Johnson
Citizen and Apothecarye
of
LONDON

THEOPHRASTVS

DIOSCORIDES

London Printed by
Adam Islip Joice Norton
and Richard Whitakers
Anno 1633.

Io: Payne. sculp:

前言

本書為園藝之友介紹了傳統醫學所使用到的各種植物，涵蓋草類、開花植物到灌木、樹木等多種不同生長習性的品種；從地中海沿岸，獲陽光曝曬的岩石山坡，到涼爽潮濕的沼澤地等各式各樣的棲息地。讀者將有機會認識到那些遭人認為是雜草，但其實具有治療與調理價值的美觀植物，更甚至有機會把這類植物帶進自家院子裡。

根據估算，全球有30萬到40萬種陸生植物，其中有35,500種具有治療與調理價值。成千上萬種的植物當中，收錄進本書的條件就是要有治療和調理的使用記錄，而且最好還曾獲選做為新療效科學研究的實驗對象，也須曾施用於數種不同的疾病。同時，本書也刻意排除在藥理學研究上已是大家所熟知的植物，例如：日日春（Catharanthus roseus）、毛地黃（Digitalis purpurea）和西洋紫杉（Taxus baccata）。

二十世紀以前，西方醫療保健的主要原料全都是藥用植物。儘管近期西方重新燃起對藥用植物的關注，但藥用植物其實在非洲、美洲南部、亞洲等地的初級衛生保健中，扮演著重要角色。為了能適當有效運用藥用植物，進一步了解藥用植物的功效和安全性可說是相當重要。若沒有這些相關知識，我們就無法提供可靠的資訊，指出哪些植物可提供最大的益處，以及哪些植物可以或是不可以與其他植物或現代藥物搭配服用。隨著疾病知識的增長，我們便能更加了解，在使用得當的情況下，有多少藥用植物有助於緩解各種不同的病症。

本書從A到Z條列出277種植物，每種植物皆附有插圖與簡短說明，好讓讀者一目瞭然，認識藥用植物精彩的多元樣貌。每種植物皆附上通俗名稱與拉丁文二字法學名，即屬名和種名，以及做為藥用用途的植物部位。「傳統用途」和「藥用研究」提供了古代與現代的新舊資訊；「傳統用途」記述歐洲、美洲、亞洲在以前和現代是如何運用這些植物的，也引用部分早期藥草學家提出的解說，如：約翰・傑拉德（John Gerard，十六世紀）、尼可拉斯・寇佩珀（Nicholas Culpeper，十七世紀）；至於「藥用研究」則是提供科學研究上的發現，說明植物的實際或是潛在藥用功能，有時研究結果就能解釋為何植物

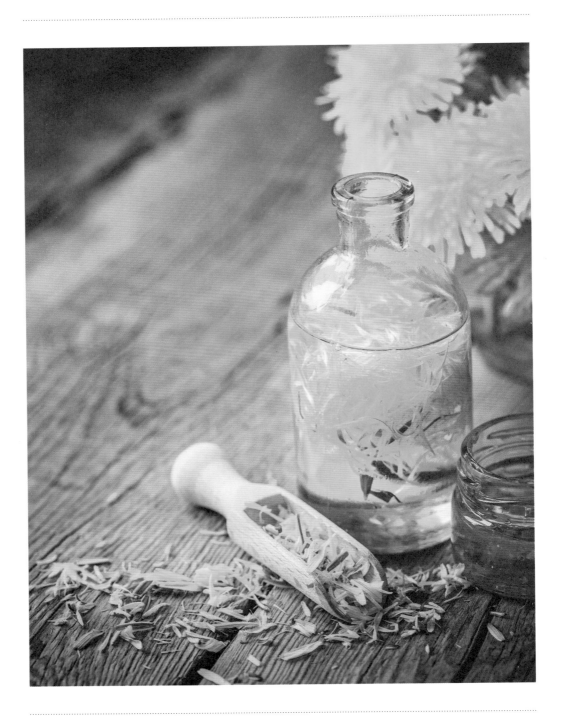

能夠用來改善各種不同的小毛病。不過整體來說，仍是欠缺人體臨床研究資料，所以尚無法充分驗證植物的功效。另外，本書也詳列出某些植物裡頭含有的化合物，藉此可說明潛在療效，或是能做為相關運用的原因。

當中還有24種植物，附上了更為詳盡的說明資料，以及操作簡單的食譜。讀者可自行調製以植物為基底的處方；之所以挑選出這24種植物，乃是因為這些植物皆具備傳統用途的文獻記載。

本書的其他特色，包含探討香藥草的現代用途，以及不同的傳統醫學系統，例如：中國和印度的傳統醫學。此外，也會簡要說明保育植物的重要性、植物中某些化合物的作用，以及植物對於新藥發現的重要性。

全書所提到的一些早期知名藥草學家，其中包括了約翰・傑拉德和尼可拉斯・寇佩珀，讀者可於第81頁找到這些人物在整理植物藥用相關資料時，所扮演的角色。

植物處方：食譜操作

我們希望幫助讀者運用院子裡的植物，製作成藥草方的各種可能性，也期望能展示出茶飲、酊劑、油狀、霜狀的製作方法。本書計有24則食譜，主要是設計來了解不同香藥草的製作方法，全都很容易上手，讀者只需具備基礎烹飪技巧即可。不過，本書的食譜雖然是特別針對所標明的植物，但仍會提到還有許多不同的配製方法。

食譜中所使用的數量，乃適用於製造少量的處方。若讀者想要大批製作，只需要按比例調整每種材料的份量就可以了。

在家製作香藥草

本書的食譜，多數都是需要使用乾燥過後的植物原料，這是因為植物裡約有70％都是水，而水分除了會稀釋萃取物外，也容易導致萃取物變質，因此第207頁會附上藥草與植物根部的乾燥步驟說明。萃取完成後要移除掉植物原料，並藉由棉紗布（muslin）過濾掉植株的細小碎屑，只留下萃取物質；此法除了有利於操作使用之外，也可降低變質的風險。

關於所需的廚房器具，與果醬製作所使用到的器具大致相同：碗、湯鍋、勺子、秤、乾淨的棉紗布、廚房用漏斗，以及各種可密封的儲存用瓶罐。器具全部都應洗淨、乾燥，不可

西洋蒲公英（Taraxacum officinale）的花朵，浸泡於水中，然後再與蜂蜜一起製成糖漿。

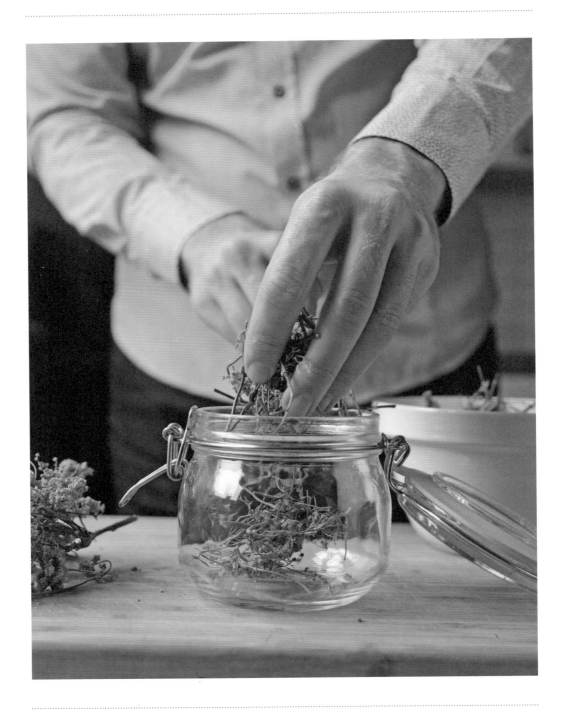

有水分殘留，瓶罐類使用之前則應先消毒。

多數材料皆可在讀者自家廚房或是附近商店裡找到，有些食譜需要專門的材料和工具，但現今多已能在網路上找到。

理想來說，乾的香藥草和草本處方，如酊劑和糖漿，皆應存放在密封容器裡，以免遭受陽光照射，也利於延長保存期限。因此，深色玻璃罐是最理想的，但若是時常會用到的處方，由於很快就會使用完畢，所以用透明罐子也是可以的。

由於本書所使用到的油狀和霜狀都是自製的，不含一般非處方香藥草或保養品會有的各種防腐劑，除了比較容易變質之外，使用期限也比較短。因此，為讓自製品保持新鮮、保存更久，可放置於冰箱裡，又或是添加具防腐功能的維生素E。

每一種植物處方都應詳列出成分和製作日期，因為我們很容易就會忘記，隱身在櫃子後頭那一罐有著特殊氣味的液體到底是什麼！

使用本書裡的香藥草

本書的24種植物處方皆有長久且安全無礙的使用記錄；然而每一個人對植物可能會出現不同的反應，因此首次嘗試某種植物處方時，最好只施用少少的劑量，並且用一次就好。舉例來說，有少部分的人對菊科（Asteraceae）植物過敏，進而引發像是皮膚瘙癢、起疹子、噁心之類的過敏反應。若是內服藥方的話，請先服用一份劑量，然後等待至少一天，觀察身體是否有出現異狀；若是外部（局部）施用的處方，請務必先在身體的一個小區塊上塗抹，等待數小時，查看肌膚是否對霜狀或油狀有出現任何反應。此外，本書記述的劑量，乃是針對一位普通健康成年人所設計的。施用本書處方期間，請注意觀察處方是否對自己的身體造成影響；若讀者覺得有不妥的地方，請停止施用處方，並尋求醫療專業人員的醫療建議。若病症很嚴重，又或是病症一直沒有改善，請務必尋求專業醫療的建議。如果是孕婦、正值哺乳期、身體有疾病，又或是有在服用藥物的話，那麼在運用本書推薦的處方之前，請先諮詢過專業醫療人員。

本書並非醫學手冊，也非自我診斷的指導手冊。

乾燥過後的線菊花（Filipendula ulmaria）花朵，放入罐中製成酊劑（配方可詳見第83頁）。

洋蓍草 Yarrow
Achillea millefolium

英文Achillea的命名係取自希臘神話英雄阿基里斯（Achilles），因為傳說阿基里斯就是使用洋蓍草醫治戰場上受傷的士兵。拉丁文另可稱為herba militaris，英文別稱則是woundwort，也就是療傷植物。古代藥草書裡，常可見到洋蓍草膏的配方，原因是洋蓍草具有止血功效，所以備受重視。或許也是因為這項特點，洋蓍草也用來減緩經血量過多與痛經問題。

啤酒花成為主流啤酒釀造之前，古人會在啤酒裡添加藥草，而其中一種就是洋蓍草。這些加入啤酒裡的植物，具有兩種用途，一是抑制微生物生長，利於啤酒保存，二是增添苦味，改良本身相對可說是沒有味道的飲品。這也表明了，洋蓍草具有抗菌功效，可用於治療傷口。

相較於洋洋灑灑的傳統用途記載，有關洋蓍草的科學研究卻很少，兩者形成鮮明的對比。傳統用途上，建議施用於靜脈曲張、消化疲弱、腸道痙攣、痔瘡、腹瀉、泌尿道感染、感冒、過敏，以及退燒和肝臟問題。

生長：多年生植物，原產於北半球溫帶地區。可在草地裡找到芳蹤，生長十分濃密，開花的莖可以長到50公分高。喜全日照，且只要排水良好，洋蓍草可在大多數的土壤類型中順利生長。

採收：葉子終年皆可採收，因為生長相當快速。早春到晚秋，皆可見到芬芳的一叢叢花簇。

提醒：凡對菊科植物敏感者，洋蓍草也可能會引發過敏反應，如：皮膚炎。

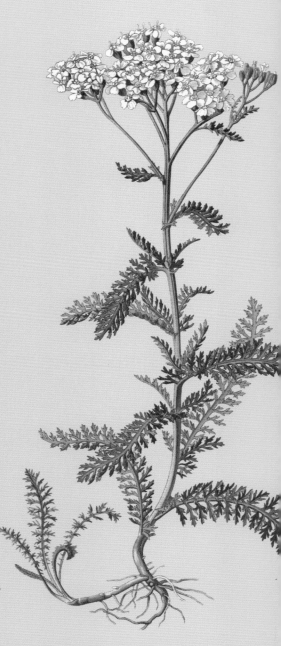

洋蓍草甘油

對於無法飲酒的人而言，甘油可說是相當好用的萃取物，其甜味有助於掩蓋各種苦味。洋蓍草花製作的甘油，傳統上會用來促進消化，以及緩解花粉症、感冒、流感的病症。每天兩次，每次在水中加入5ml（1茶匙）的洋蓍草甘油。

30 朵洋蓍草花（新鮮的或乾燥的皆可）

200 ml水

400 ml植物甘油

另需要：湯鍋、剪刀、量杯、消毒過的帶蓋寬口罐、棉紗布、漏斗、消毒過的有蓋瓶罐

1. 用剪刀把花苞剪成小塊後，放入湯鍋裡，倒入水、蓋上蓋子，小火加熱五分鐘後，關火、靜置半小時（蓋子繼續蓋著），接著再倒入寬口罐裡。

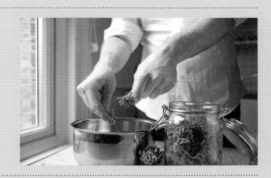

2. 把甘油倒入寬口罐裡，攪拌均勻。在冰箱裡放置兩週，每隔幾天就要確實取出罐子搖晃一番。

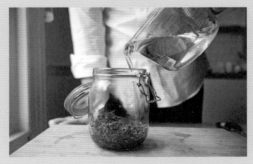

3. 在消毒過的瓶罐鋪上棉紗布，把液體過濾倒入罐裡，成品可放置冰箱保存一年。

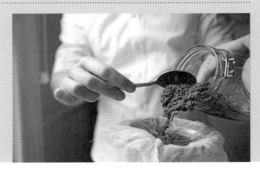

葉薊　Bear's breech
Acanthus mollis

多年生草本植物，白色花朵上有深紫色苞葉，生長於南歐和非洲西北部。

使用部位：葉子。

傳統用途：據傳有助於淨化血液和退燒，製成的處方可用於清潔、治療傷口。一般也都認為，葉薊可以強化關節、修復骨折，此外義大利人會把葉子用來治療牛皮癬之類的肌膚疾病。

藥用研究：實驗室研究發現，葉子萃取出來的汁液，具有一些抗發炎效果，不過仍需進一步研究，找出或許能解釋傳統用途或潛在應用的生物活性。

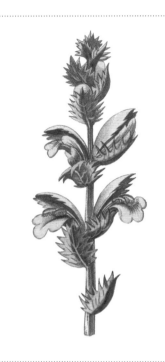

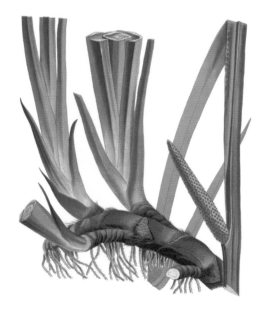

水菖蒲　Sweet flag
Acorus calamus

原生於亞洲，但在歐洲和美洲都有找到不同的品種。屬於濕地植物，生長於湖泊和溪水旁。

使用部位：葉子、根莖。

傳統用途：具有香甜的氣味，水菖蒲是歷史悠久的傳統藥用植物：早期波斯文獻中曾提及水菖蒲，也被認為正是《舊約聖經》裡的「菖蒲」（calamus，巴勒斯坦的甘蔗）；用於退燒與眼部疾病。

藥用研究：食慾不振、腹絞痛、慢性消化不良可使用水菖蒲精油，而科學研究說明了水菖蒲精油可緩解消化不良和腹絞痛方面的應用。

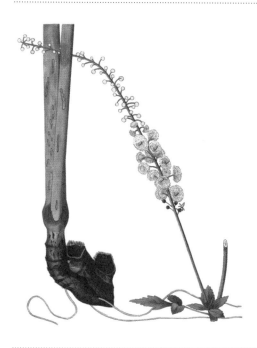

黑升麻　Black cohosh
Actaea racemosa

北美地區的多年生草本植物，有著白色小花。

使用部位：根莖、根部。

傳統用途：用於緩解風濕相關疾病，以及治療耳鳴、子宮痙攣、經痛。據稱具有鎮靜、止咳功效，也用來治療百日咳。

藥用研究：有關黑升麻的現有研究，乃聚焦於舒緩更年期症狀的潛在功效。然而，臨床研究尚未取得相關結論，仍需要進一步研究才能確定可能有的益處與治療效果。此外，有人則是擔憂黑升麻可能會引發肝臟疾病。

七葉樹、馬栗　Horse chestnut
Aesculus hippocastanum

原生於巴爾幹半島，但現今在歐洲許多地區的落葉林和混合林地中，皆可見到七葉樹生長，也用做觀賞用行道樹。

使用部位：樹皮、花朵、葉子、種子。

傳統用途：從葉子、花朵、種子萃取出來的汁液，用來調理風濕病、痔瘡，以及與循環相關的病症。樹皮用做為滋補品，治療發燒和外部潰瘍。

藥用研究：七葉樹的種子含有七葉素（aescin）和類黃酮（flavonoid）化合物，且臨床控制研究已證實，這類化合物可用來醫治與靜脈曲張相關的病症。

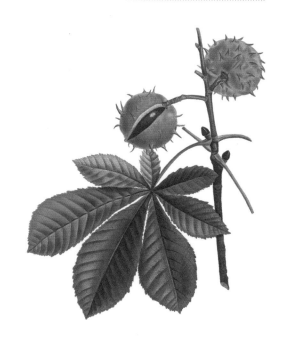

龍牙草、仙鶴草、牛尾草　Agrimony

Agrimonia eupatoria

多年生草本植物，黃色花穗，可於歐洲、亞洲、非洲北部的樹籬和草原發現蹤跡。

使用部位：地上部開花部位、根部。

傳統用途：中世紀時，龍牙草被用來治療人類和動物傷口的膏藥，也會浸泡成藥草汁調理痢疾和腹瀉。迪奧斯克里德斯（**Dioscorides**，譯注：兩千多年前的希臘名醫，被尊為「藥學之父」）曾提及用龍牙草來治療肝臟疾病的用途，至於較為近代的應用則是做為滋補品和利尿劑，廣泛用於喉嚨痛、感冒、咳嗽等病症。根部用於退燒，地上部開花部位用來調理多種消化相關疾病，像是噁心與口臭的問題，另外根部和乾燥的葉片則是調理膀胱與腎臟疾病、寄生蟲感染、糖尿病、血管破裂。

藥用研究：研究顯示，龍牙草的萃取液具有抗菌功效，可用以解釋為何能夠治療輕度腹瀉，以及製作成治療喉嚨感染和幫助傷口癒合的清漱液。一項小型臨床實驗揭露，以浸泡方式處理龍牙草，研究結果支持傳統使用龍牙草來調理輕症的肌膚疾病，且患者飲用龍牙草茶之後，整體健康狀況都獲得改善。此外，龍牙草含有大量單寧，所以具有收斂止血的功能。

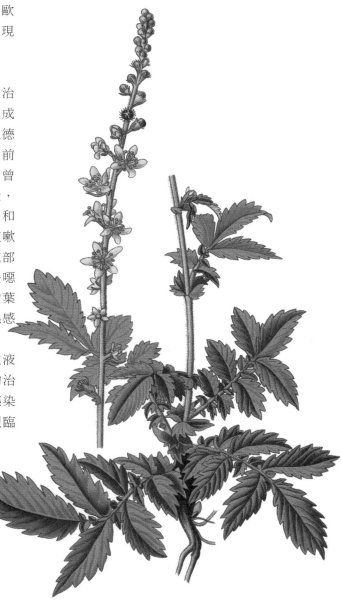

歐洲筋骨草　Bugle

Ajuga reptans

原生於歐洲，多年生植物，有著藍色花朵，屬於很棒的地被植物，喜潮濕陰涼的環境、中性或酸性土壤。

使用部位：地上部。

傳統用途：中世紀時，歐洲筋骨草是被視為「萬用藥」的植物，用途相當廣泛。到了今日，雖未繼續使用，但歐洲筋骨草眾所皆知的特點仍可療癒傷口、治療腹瀉，以及製成可舒緩喉嚨痛的漱口劑。

藥用研究：目前仍在研究在分析歐洲筋骨草治療傷口和瘀傷的功效。

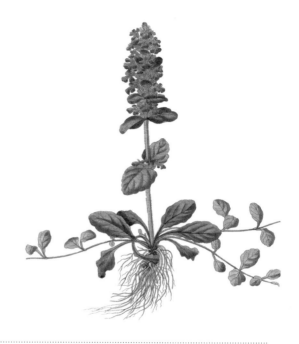

合歡　Silk tree

Albizia julibrissin

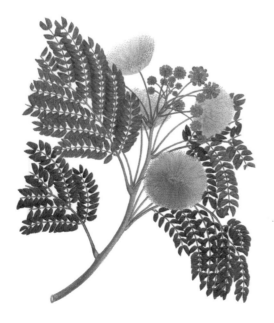

屬於大灌木或小喬木，羽狀葉，有著蓬鬆成簇的粉紅色花朵，生長於熱帶和亞熱帶地區。

使用部位：樹皮、花朵。

傳統用途：傳統中藥會使用合歡皮做為鎮靜劑，並治療創傷。合歡號稱具有收斂止血和利尿的功效，並可刺激循環、促進子宮收縮。花朵部分，傳統認為具有鎮靜作用，可緩解消化不良。

藥用研究：科學研究已找到花朵內可能具有鎮靜作用的化學成分，至於合歡皮調製而成的處方，仍尚在研究調查其緩解焦慮和憂鬱的潛在功效。

羽衣草、淑女的斗篷　Lady's mantle

Alchemilla xanthochlora

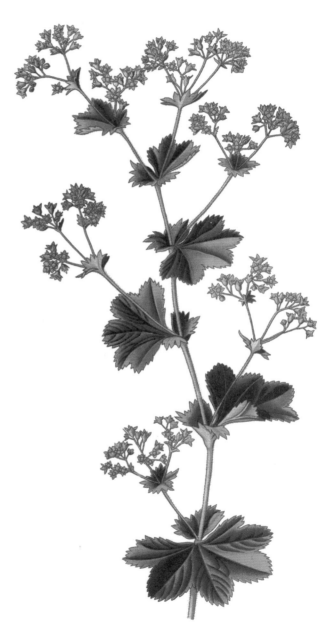

多年生草本植物，遍佈歐洲和北美洲各地，生長在中性土或白堊土的草原、河岸、林地。花園邊緣植栽的熱門選項，夏天會長出一枝枝泡沫形狀的小黃花，其腎形葉片在雨後會承裝住雨水。

使用部位：地上部開花部位、根部。

傳統用途：據稱，地上部開花的部位可舒緩婦科疾病，如：月事不調、更年期症狀，而根部據說具有收斂作用，可用來調理腹瀉和傷口止血。藥草學家尼可拉斯·寇佩珀（詳見第81頁）表示，「非常適合用於發炎傷口、出血、嘔吐、各種痢疾，以及跌倒造成的瘀傷和撕裂傷」，並能「快速癒合新的傷口」。據悉，葉子可治療痙攣和抽搐。此外，民眾相信晚上把羽衣草放在枕頭下面，可有助於睡眠。

藥用研究：一般大眾向來都很喜歡用羽衣草來治療經期不規律的問題，有些小型研究也提出了正面肯定，不過仍需更多人體臨床研究，才能下結論是否真有幫助。實驗室的測試結果指出，羽衣草具有抗發炎、傷口癒合的功效。至於羽衣草用來治療口腔潰瘍的潛在功效，也尚在進行評估與研究。

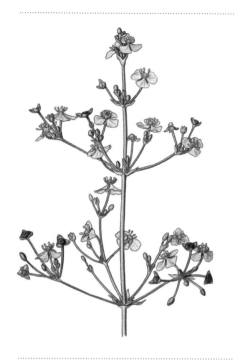

澤瀉 Water-plantain
Alisma plantago-aquatica

多年生植物，生長於歐洲、非洲北部、澳洲等地淺而不深的淡水水域，夏季會開白色至淡紫色的小花。

使用部位：葉子、根部。

傳統用途：傳統建議使用澤瀉根部治療狂犬病，葉子則可用來調理膀胱炎、痢疾、消化道相關病症，而順勢療法（Homeopaths）則使用澤瀉做為胃部相關疾病的療法。

藥用研究：科學研究顯示，澤瀉根部與葉片的萃取物具有抗菌活性，可降血壓，也可能可以保護肝臟。

蔥芥、籬笆傑克 Garlic mustard, Jack-by-the-hedge
Alliaria petiolata

兩年生植物，可於範圍廣闊的溫帶地區尋覓蹤跡，其中當然包括了英國。在潮濕肥沃的土壤裡生長最好，但北美洲視之為外來入侵物種。

使用部位：地上部。

傳統用途：用來治療多種不同的感染和傷口，並可改善血液循環不良。

藥用研究：蔥芥與洋蔥有所關聯，含有一組稱為烯丙基異硫氰酸酯的化合物，具有殺菌消毒、抗發炎功效，可用來解釋傳統用途，同時也富含維生素C。

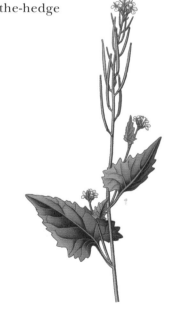

大蒜　Garlic

Allium sativum

羅馬博物學家老普林尼（Pliny the Elder）推薦使用
大蒜治療60多種不同的疾病，如：與蜂蜜混合後用於
狗和蛇咬傷的傷口，放到醋裡可治療瘀傷；另可醫治
牙痛、哮喘、聲音嘶啞、肌膚紅疹、黃疸、腫瘤，還
寫道大蒜「可疏通動脈、打開靜脈」。研究顯示，大
蒜可降血壓，也可降低膽固醇，進而降低罹患心臟病
的風險。

大蒜強大的抗菌作用，解釋了傳統為何會拿來醫治
呼吸道、腸道和肌膚感染問題。九世紀古英格蘭有
本香藥草書籍，也就是巴德（Bald）的《英格蘭醫
學》（Leechbook），裡頭記載了一帖眼藥膏配方，
材料包含有大蒜、洋蔥或韭蔥、葡萄酒、牛膽汁。把
這帖處方拿來跟「超級細菌」抗甲氧苯青黴素的金
黃色葡萄球菌（methicillin-resistant Staphylococcus
aureus）做測試，竟發現可殺死百分之九十的細菌；
由於此菌株對大多數抗生素都具有抗藥性，因此這項
測試結果可說是相當重大。

大蒜入口後，呼出的空氣，眾人皆避之唯恐不及。不
過，由於抗菌化合物可穿越肺的呼吸道，所以吃大蒜
有益於改善多種呼吸道感染。主要負責發揮功效的，
乃是刺鼻的硫化合物，但一經加熱就會分解，所以生
吃大蒜的效果最好。

生長：原生於亞洲中部和伊朗東北部，數千年來廣為
種植。深秋或早春時，可於陽光充足、排水良好的肥
沃土壤裡，種下一瓣大蒜。

採收：葉子開始轉黃時，即可拔起。風乾的話，可放
置於陰涼通風處兩到四個星期。

提醒：服用抗凝血劑者，或是凝血異常者，應謹慎服
用大蒜。

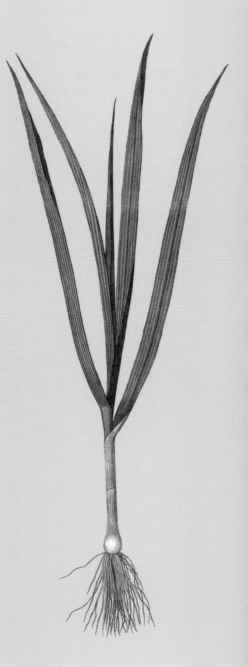

大蒜蜜醋

若無法忍受生吃大蒜，此配方可讓大蒜變美味。由於蜂蜜和醋皆具有療效與防腐作用，因而備受重用；混合蜂蜜和醋，可製成「蜜醋」（oxymel），這是相傳很久的古老處方。若出現感染症狀，每天可服用三次，每次一茶匙。

150 g蜂蜜

150 ml蘋果醋

1球大蒜

2茶匙（5 g）洋茴香（aniseed）籽

另需要：料理秤、消毒過的帶蓋罐子、量杯、壓蒜器、杵和臼、細篩網、消毒過的有蓋瓶罐

1. 空罐上秤，於瓶中加入所需的蜂蜜量，接著倒入醋，攪拌混合。

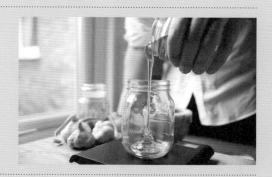

2. 大蒜去皮壓碎，用杵和臼搗碎洋茴香籽，然後一起加入蜂蜜和醋裡，攪拌混合後，蓋上罐蓋。

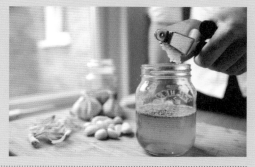

3. 置於冰箱一週，每天拿出罐子搖勻一次。一週之後，使用消毒過的細篩網，過濾裝入消毒過的瓶罐；成品可於冰箱保存六個月。

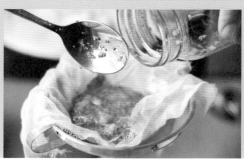

蘆薈　Aloe

Aloe vera

短莖多肉植物，綠色的肉質葉會朝尖端逐漸變細，葉緣有短小的鋸齒。原生於阿拉伯半島，現已在全球各地大量種植，供市場交易。蘆薈需要輕質砂土和充足的陽光，非常適合用於造景，但不耐霜害。

使用部位：葉子。

傳統用途：葉片細胞裡頭滿是透明凝膠，一刀切下，切面便會滲出凝膠。製成的軟膏可治療傷口、燒燙傷、濕疹、牛皮癬等肌膚疾病，另可做為瀉藥使用。

藥用研究：大規模實驗室研究與臨床研究顯示，蘆薈萃取物可減緩支氣管哮喘和口腔潰瘍。葉片凝膠製成的處方，具有抗發炎功效，可能有益於關節炎症狀。蘆薈均質化（homogenized）過後，即會出現抗糖尿病的功效；此外，葉片凝膠具有抗菌作用，也可做為保護屏障。這兩種功效說明了，為何傳統上會用它來治療皮膚疾病。

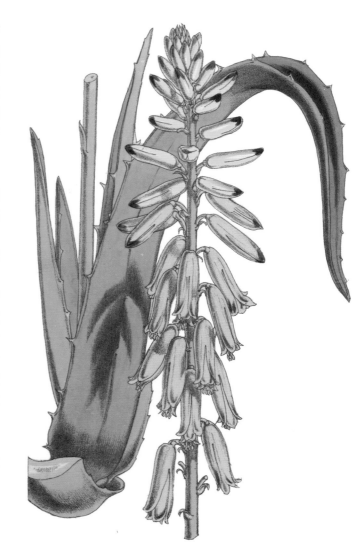

檸檬馬鞭草　　Lemon verbena

Aloysia citrodora

落葉灌木，有著檸檬香氣，葉子呈淺綠到中綠，花朵為淺紫白色。原生於北美洲和南美洲，廣用於花園植栽和室內植物。

使用部位：花朵、葉子。

傳統用途：據稱具有鎮靜作用，也有助眠功效，更可用來減緩腸道痙攣、幫助消化、治療腹瀉和腸胃脹氣。此外，傳統也認為檸檬馬鞭草可緩解哮喘、感冒和流感的症狀，並有退燒的功用。據稱，檸檬馬鞭草製成的處方會刺激肌膚。

藥用研究：葉子萃取出來的精油，已用於芳香療法和香水製作。檸檬馬鞭草也被拿來用於對阿茲海默症病潛在影響的研究上；科學研究顯示，檸檬馬鞭草油的成分會與神經細胞的受體結合，而這些受體對記憶有著重大關係，並對神經細胞也具有保護作用。和它相關的其他防臭木屬（Aloysia）物種與其成分的組成，皆可能具有緩解焦慮、抑鬱的潛力，因而引發研究關注，不過仍需更多研究才能確定其潛在益處。

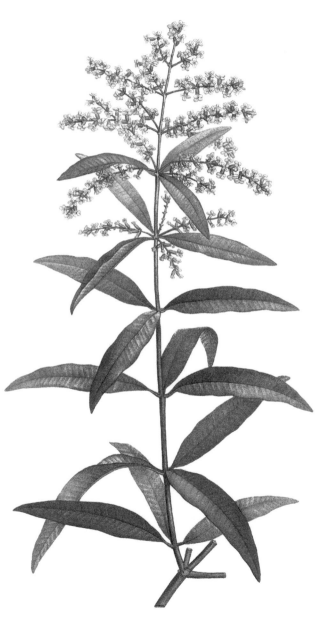

藥蜀葵 Marshmallow

Althaea officinalis

說到marshmallow，一般人多會連想到棉花糖，但接著就會驚喜發現這個字正好也是種植物的英文名稱。追溯到古埃及時期，人們就已開始使用藥蜀葵的根來製作潤喉糖。藥蜀葵的根部磨成粉之後，具有黏質，顯示其富含碳水化合物，與水分能充分結合，形成黏稠的物質。也因為如此，有助於與其他粉末質地的香藥草混合製成潤喉糖，包覆發炎的黏膜，進而起到舒緩的作用。

可鎮定發癢的喉嚨，舒緩泌尿道感染，也可包覆發炎的消化道，為好菌提供更有利的環境。根或葉製成的外用膏藥，可舒緩發炎、引流毒液；藥蜀葵也獲認可能在肺部起到反應，有助於鬆弛黏液，而潤喉糖則可用於哮喘、支氣管炎、聲音嘶啞、咳嗽和感冒。

生長：如英文名稱所示，藥蜀葵在沼澤（marsh）環境裡可茁壯成長，不過也非常適合生長在較為乾燥的沿海地區。夏末時節會長出淡粉色的花朵，莖部可長到 1.5公尺，喜全日照。

採收：生長第二年、待開花後，即可採收根部。

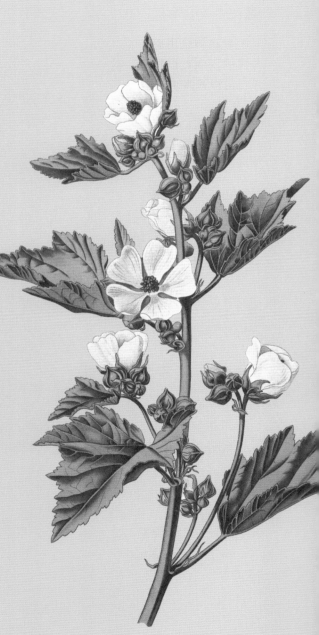

藥蜀葵潤喉糖

此配方跟傳統用於治療喉嚨痛和胃食道逆流的潤喉糖很類似,放入嘴裡含著,每日可根據需求服用數顆。

100g乾燥的藥蜀葵根

30g乾燥的甘草根

3大匙蜂蜜

另需要:料理秤、香料研磨機、碗、篩網、量匙、小湯鍋、置涼架、密封金屬盒、防油紙

1. 使用香料研磨機,把藥蜀葵根磨成細粉後,放入乾淨的小碗,可過篩剔除結塊;甘草根也依照同樣的步驟準備就序。再取一個乾淨的碗,加入3大匙藥蜀葵根粉和1大匙甘草根粉,充分混合。

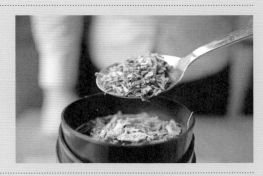

2. 小湯鍋裡,小火加熱蜂蜜至可流動的質地。接著,蜂蜜倒入充分混合的粉末,一邊攪拌、一邊觀察濃稠度,若太濕潤可停止添加蜂蜜,若想要乾一點則可添加一點點根部細粉。

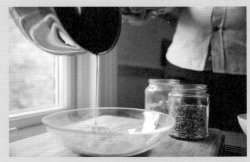

3. 把剩餘的粉末全都放入一個碗中。用手捏取一小塊沾滿蜂蜜的稠狀物,滾成小丸,每顆丸子皆要放到粉末碗裡滾動,然後在置涼架上保持間隙排列,晾乾直到變硬為止。可存放於密封金屬盒裡,每層丸子可用防油紙隔開。

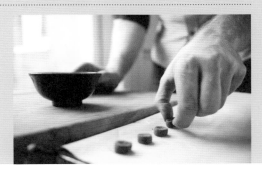

阿米芹、牙籤草　Toothpick weed

Ammi visnaga

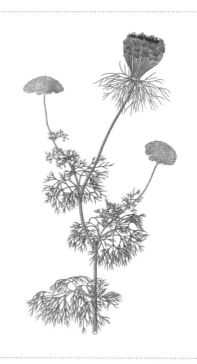

原生於亞洲，現已遍佈於歐洲和非洲北部。夏季會長出白綠色花朵緊靠的花簇，會種植常是做為切花之用。喜歡全日照的生長環境，排水良好的中性土壤。

使用部位：花莖、果實。

傳統用途：非洲北部會販售花莖做為牙籤使用，種子可用於治療腹絞痛、腎結石、泌尿問題。

藥用研究：阿米芹可分離出一種名為凱林（khellin）的化合物，合成後可用來製成治療心律不整的藥物：臟得樂（Amiodarone）。

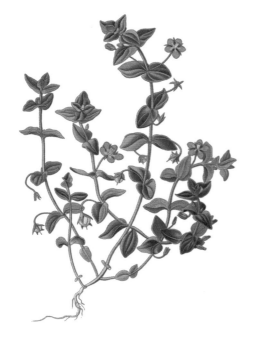

琉璃繁縷　Scarlet pimpernel

Anagallis arvensis

原生於歐洲、亞洲西部、非洲北部的溫帶地區，橘紅色的小花朵，生長於中性、鹼性土壤的開闊地區。若未稍加控管，可能會成為外來入侵種。

使用部位：地上部。

傳統用途：據悉，琉璃繁縷的用途廣泛，其中包含「治療狂犬咬傷，以及消泯悲傷」，古希臘軍醫迪奧斯克里德斯稱之為Anagallis，取自希臘語anagelao，係指「微笑」，因為琉璃繁縷可緩解抑鬱症狀。

藥用研究：目前正在研究琉璃繁縷的抗病毒功效。

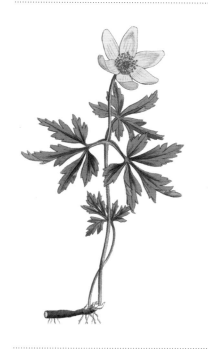

櫟林銀蓮花　Wood anemone, wind-flower

Anemone nemorosa

漂亮矮小的多年生匍匐植物，生長於歐洲地區的森林，春末會開白色或粉紅色花朵。

使用部位：葉子、根部。

傳統用途：藥草學家尼可拉斯‧寇佩珀（詳見第81頁）聲稱，葉子製成的湯藥可「治療癩瘋病」，汁液「吸入鼻中可大力淨化頭部」，根部可「帶走黯淡無力的心情，所以很適合用來趕走無精打采的狀態」。至於多被銀蓮花（**Anemone raddeana**，又稱「兩頭尖」），傳統中藥則用來治療風濕和靜脈發炎。

藥用研究：科學研究發現，櫟林銀蓮花具有抗菌功效。此外，兩頭尖則可能可以抗癌。

蒔蘿　Dill

Anethum graveolens

一年生植物，株形高大，一般認為是原生於亞洲西南部和印度。蒔蘿散發著洋茴香的香氣，有著蓬鬆的羽狀葉和黃色花朵。耐寒，可種植於全日照、排水良好的土壤環境。

使用部位：葉子、種子。

傳統用途：蒔蘿常拿來做為烹飪香料，而傳統醫學則用來調理黃疸、頭痛、癤子、噁心、食慾不振、胃和肝臟疾病。

藥用研究：腸痛水（gripe water）的配方含有蒔蘿籽精油，雖然會用來治療嬰兒的腹絞痛和脹氣，但只有非常少量的科學研究資料可驗證此一用途。

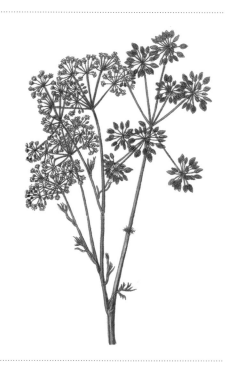

歐白芷　Angelica

Angelica archangelica

株型高大的兩年生芳香植物，可見於歐洲的北部和東部。長莖會長出黃綠色花朵，呈大而圓的傘形花序。喜歡完全或部分遮蔭的濕潤壤土，常種植做為烹飪香草之用。

使用部位：果實、葉子、根部。

傳統用途：中世紀時，歐白芷被取名為天使藥草（the angelic herb），因為當時認為歐白芷可以抵禦惡魔，治療各種疾病。據稱歐白芷具有化痰功效，所以也用於咳嗽、感冒、胸膜炎、支氣管炎；另外像是遇到斑疹傷寒時，可用來增進出汗和退燒。歐白芷根部沖泡而成的藥草汁可治療腸胃氣脹、消化不良和一般體虛的狀況，莖部則可施用於疲弱的胃，莖與根的汁液可治療風濕病和痛風，而葉片沖泡的飲品則被認為是「健康強身的滋補品」。十六世紀藥草學家約翰・傑拉德（詳見第81頁）表示，歐白芷可「治療狂犬和猛獸的咬傷」。

藥用研究：縱使科學研究尚未全面探究歐白芷的眾多傳統用途，但有些實驗室研究已證實，歐白芷具有抗菌和抗黴菌的功效，可改善肌肉痙攣。歐白芷可分離出的一種名為香柑內酯（bergapten）的化合物，與紫外線照光治療搭配使用，可治療牛皮癬。此外，有些人在觸碰過歐白芷之後，又暴露於陽光底下，肌膚可能就會出現皮膚炎。

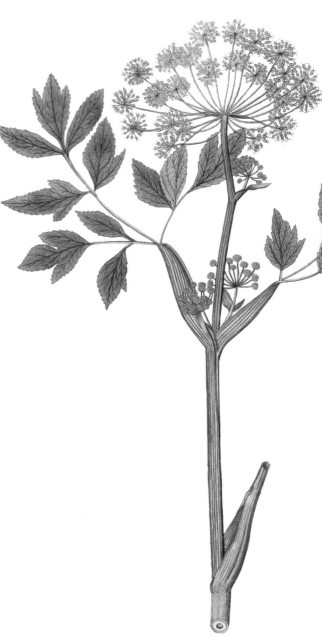

芹菜、野生芹菜   Wild celery
Apium graveolens

兩年生或是短期多年生的球根草本植物，生長於歐洲、非洲和亞洲的溫帶地區海岸，聞來有強烈的芹菜氣味。

使用部位：整株。

傳統用途：長久以來，芹菜都用來治療各種疾病，包括高血壓、消化不良、失眠、泌尿系統感染、神經系統疾病、風濕、關節炎、腎臟問題。

藥用研究：芹菜的果實萃取物已被證實，具有殺菌抗發炎的功效，正好解釋為何會用於風濕、關節炎、痛風、泌尿道感染。

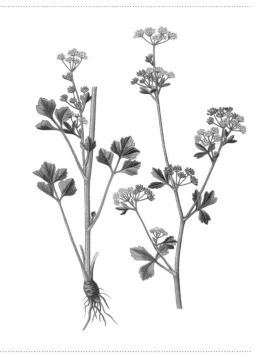

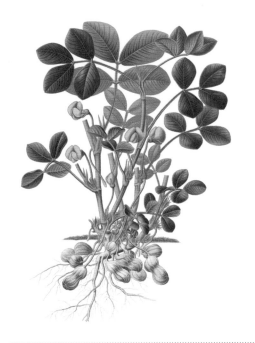

落花生   Peanut, groundnut
Arachis hypogaea

一年生莢果植物，莖開展，黃色小花朵會生長成豆莢，原生於南美洲。

使用部位：種子、種子油。

傳統用途：自古以來，南美洲皆會種植落花生，用於神聖的祭典儀式上，也用來當作裝飾品和滋補品。

藥用研究：重要的食材和油料作物，用來製作烹飪油品和花生醬。花生油是壓碎種子而成，可調配做為營養療法，也可用當成軟化糞便的便祕灌腸劑，另可以滴劑方式軟化耳屎，也可製成滋潤肌膚用的護膚霜。

牛蒡、牛蒡子　Burdock, greater burdock

Arctium lappa

兩年生植物，直立生長，株形高大，開
出紫色的薊狀花朵，其次是帶鉤刺的果
實，原生於歐洲。

使用部位：根部、種子、葉子。

傳統用途：牛蒡有個古老的英文名字
reafe，「強盜」的意思，係指綿羊走
經過牛蒡，牛蒡上的毛刺就會偷刮羊
毛。藥草學家尼可拉斯・寇佩珀（詳見
第81頁）把牛蒡形容為「健康專家」
（Happy　major），聲稱「把葉子置於
筋肉動脈受收縮之苦的位置，就會感覺
到舒服許多」；也可把葉子或根部的汁
液，「與陳年葡萄酒一起飲用，對於被
蛇咬傷的傷口非常有幫助」。根部與鹽
混合後，可施用在「改善被狂犬咬傷的
地方」，種子「配上葡萄酒下肚，對坐
骨神經痛非常有幫助」。至於根部，則
是用來治療癤子、壞血病、風濕相關疾
病的配方，葉子是施用於腫塊的膏藥，
也可敷用於雙腳來治療「情緒激動的病
症」。

藥用研究：根據科學研究，根、葉、花
皆具有抗菌功效；有建議指出，根和葉
可能具有利尿作用，也可降低血糖，不
過尚未有臨床研究可證實此方面的效
益。此外，已有研究在調查牛蒡的抗癌
功用，另有研究關注在種子用於緩解乾
燥肌膚上的效果。

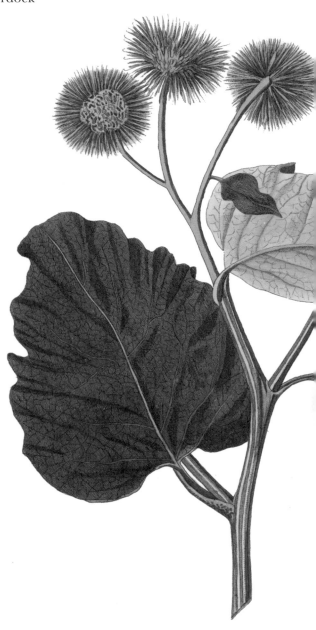

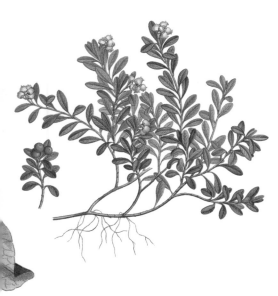

熊果、熊莓　Bearberry, uva-ursi

Arctostaphylos uva-ursi

生長快速的常青灌木，生長於北歐和美洲荒野，在亞洲部分地區也可見到。白色和粉色的花朵開花之後，接著就會結出紅色果實。

使用部位：葉子。

傳統用途：十二世紀起，英國威爾斯「來自馬德麥的醫師」（Physicians of Myddfai）便會浸泡熊果，用來醫治腎臟與膀胱疾病。據稱，熊果也可治療尿液感染引發的病症、發炎問題，也做為利尿用途。

藥用研究：科學研究發現，熊果展現出抗菌和抗發炎的功效，不過對於舒緩人體尿液感染疾病的潛在益處，還需要更多研究來説明解釋。

辣根　Horseradish

Armoracia rusticana

多年生草本植物，直立生長，有著白色小花朵，生長於歐洲部分地區，可能成為外來入侵種。各地常用來製成醬汁，搭配烤牛肉食用。

使用部位：根部。

傳統用途：辣根可用來刺激消化，也用做化痰藥，同時傳統上也認為可以治療水腫和壞血病。藥草學家寇佩珀（詳見第81頁）聲稱，「若瘀傷了，或是蒙受痛風、坐骨神經痛、關節痛之苦，又或是脾臟或肝臟出現腫塊，皆可有很好的改善」。此外，辣根也用來對付腸內的寄生蟲。

藥用研究：辣根可能具有抗發炎功效。

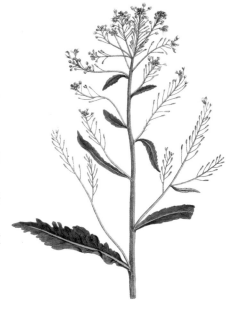

山金車　Arnica, leopard's bane
Arnica montana

多年生草本高山植物，生長於歐洲的芳香植物。仲夏至秋季會長出狀似雛菊的黃色花朵，可為造景庭園增添幾分美麗。

使用部位：花朵。

傳統用途：山金車酊劑施用於各種的扭傷、瘀傷和傷口，也用來治療沒有破裂傷口的凍瘡上。偶爾也會做為退燒用的刺激劑，以及治療像是心絞痛等心臟疾病的利尿劑。做足浴時，山金車也會用來柔嫩雙腳，更可塗抹於頭皮上，刺激頭髮生長。其他傳統用途，還有用於治療像是牙齦炎的口腔發炎病症，以及緩解蚊蟲叮咬的不適。

藥用研究：有些小型臨床研究指出，在四肢施用山金車製成的處方，可減輕肌肉痠痛，改善靜脈張力、水腫、感到笨重的雙腿。還有緩解關節僵硬與疼痛的效果，以及塗抹在肌膚上改善瘀傷和燒傷的功效，都同樣引起關注。不過，若內服山金車可能會產生毒性，有些人敷用在肌膚上也可能會引發皮膚炎。

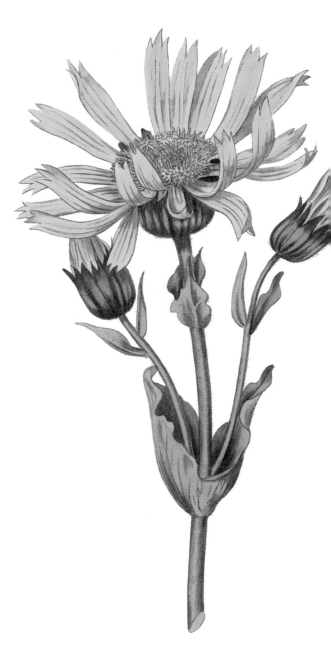

黃花蒿、青蒿　Sweet wormwood
Artemisia annua

一年生草本植物，狀似灌木，原生於亞洲，現今世界各地的多數溫帶地區皆可見到芳蹤。喜全日照，以及排水良好的土壤。夏末會有散發芳香的葉子，還會開黃綠色的小花朵。黃花蒿有著綠色的葉子，而南歐苦艾（Artemisia abrotanum）和洋艾（Artemisia absinthium）則有迷人的灰綠色葉子。

使用部位：地上開花部位。

傳統用途：傳統中醫裡，黃花蒿（與多數艾草）乃用於治療發燒。男孩會使用南方苦艾粉來促進鬍鬚生長，而歐洲艾則用來恢復精神，和治療胃部和喉嚨的感染病症。

藥用研究：一九七二年，黃花蒿分離出青蒿素（artemisinin），此化合物證實具有抵抗瘧疾的活性。爾後，在世界衛生組織的支持之下，青蒿素用來開發製成抗瘧用藥。中國科學家屠呦呦也因參與黃花蒿的初步研究，而共同獲頒二○一五年諾貝爾生理醫學獎。

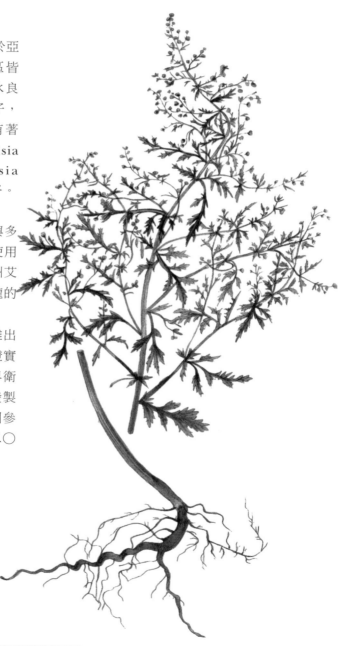

蘆筍　Asparagus
Asparagus officinalis

歐洲的多年生植物，已是大量種植的季節性
蔬菜，有著直立的莖、綠白色的鐘形花朵。

使用部位：塊莖樣貌的根部、嫩枝。

傳統用途：蘆筍被認為具有修復、淨化的功
效，所以拿來做為利尿劑，以及治療尿液感
染引發的病症上；據說也很適合用來調理風
濕、痛風和便祕。

藥用研究：針對蘆筍的研究，乃在探究其對
糖尿病控制和高膽固醇方面的潛在功效上，
而實驗室研究指出，蘆筍可能具有降血糖和
降膽固醇的作用。此外，蘆筍可能也具抗癌
作用。

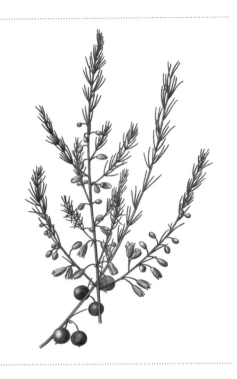

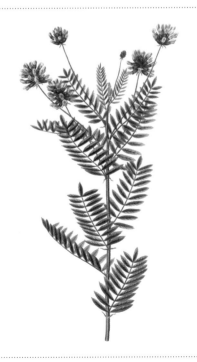

蒙古黃耆　Milk vetch
Astragalus mongholicus

多年生植物，分布於東亞，有著黃色花朵和
大豆莢。

使用部位：根部。

傳統用途：傳統中藥，常與其他香藥草一起
搭配使用，可治療血液循環不良和虛弱無
力；也用於肌膚紅疹和腎臟疾病上。另獲認
為可增強免疫系統，抵抗過敏與感冒。

藥用研究：現代則是關注在蒙古黃耆用於腎
臟疾病的潛在功效上，而人體臨床研究顯
示，與常規藥物配合使用時，蒙古黃耆或許
可為腎臟疾病的治療帶來些益處，不過還需
要進一步研究來驗證。

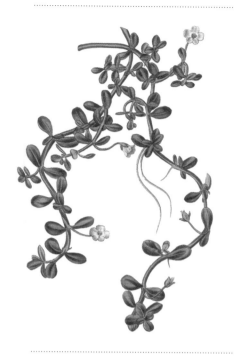

過長沙、假馬齒莧　Bacopa, herb of grace

Bacopa monnieri

匍匐生長的多肉植物，生長於印度。

使用部位：地上開花部位。

傳統用途：印度的阿育吠陀醫學（Ayurvedic medicine）裡，過長沙用來改善記憶力和學習能力，以及強化神經機能。據稱，過長沙可有助於緩解疼痛與發炎症狀，具有鎮靜功能。

藥用研究：科學研究指出，過長沙調製而成的處方，以及過長沙的成分三萜皂苷（triterpenoid saponins），皆可能有助於保護神經細胞、改善記憶力、減少焦慮。人體臨床研究顯示，對記憶力和焦慮的作用看來很不錯。

黑夏至草　Black horehound, stinking horehound

Ballota nigra

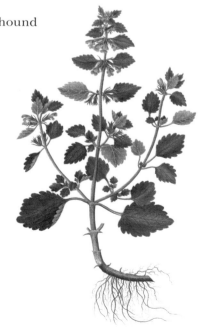

多年生植物，原生於東半球的溫帶地區，有著令人感到不悅的氣味；秋天會開出緊密相連、輪散花序的淡紫色花朵，喜鹼性土壤。

使用部位：地上部。

傳統用途：用來治療神經類疾病、嘔吐、偏頭痛、暈車，以及懷孕初期的嘔吐不適。十六世紀藥草學家約翰・傑拉德（參考第81頁）指出，黑夏至草乃是被狗犬咬傷的解毒劑。

藥用研究：實驗室研究發現具有鎮靜和抗發炎功效，而臨床實驗顯示黑夏至草可減緩睡眠障礙患者的焦慮感。

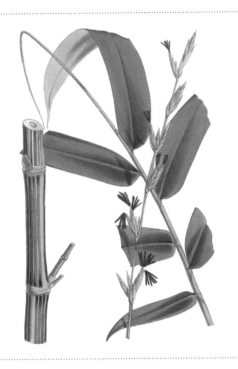

金絲竹　Bamboo
Bambusa vulgaris

多年生植物，原生於亞洲，莖部有黃綠色直條紋，深色葉片。適合生長於多種土壤類型，可種植做為特色植物，也可做為圍籬，或是協助穩定容易受風雨侵蝕的土壤區域。

使用部位：葉子、莖芽、嫩莖。

傳統用途：莖芽可製成滋補品，用來調理潰瘍和傷口，葉子則用來處理麻疹、性傳染病和各種發炎症狀。

藥用研究：針對傳統中醫使用嫩莖治療咳嗽、失眠、孕吐的部分，目前已展開相關科學研究。

雛菊　Daisy
Bellis perennis

多年生的常青植物，葉基生，有著深綠色的匙形葉，以及中心黃色、略帶粉紅色的白色小花朵。雛菊生長於排水良好的白堊土、黏土、砂土、壤土裡，也可在草叢裡生長。

使用部位：花朵。

傳統用途：雛菊是開給「年邁工人的高貴療法，尤其對老園丁來說，更是良藥」。用來調理關節、胃與肝臟相關疾病、眼部疾病、咳嗽、感冒、牙痛、燒燙傷，而順勢療法則用來醫治軟組織的傷口和瘀傷。

藥用研究：針對雛菊花朵的抗菌功效，如今已有研究正在著手進行。

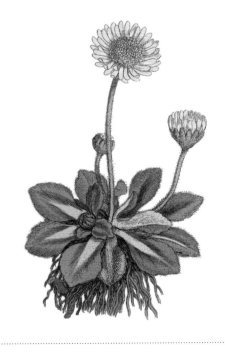

刺檗 Barberry

Berberis vulgaris

長得茂密的帶刺樹籬灌木，原生於中歐和南歐，有著成簇的紅色漿果和深綠色葉片。品種多樣分類，花朵也各有不同的顏色。於多數土壤類型中皆可生長良好，忌排水不良。

使用部位：果實、內皮、嫩枝。

傳統用途：從中世紀到現代，藥效形象說（the Doctrine of Signatures，參考第81頁）一直主導著民俗療法，認定只要長得像身體某部位的植物，便可用來治療該身體部位的毛病。刺檗的黃色樹皮就與黃疸病患的膚色產生關聯性；英國康瓦爾郡（Cornwall）的某些地區還直接稱刺檗為「黃疸樹」。傳統上，刺檗的樹皮會與黑啤酒、麥芽啤酒或白葡萄酒一起烹煮，而樹皮和嫩枝會用來調理膽結石、消化不良，和促進頭髮生長。至於漿果，則是拿來沖泡成治療腎臟疾病的滋養劑。順勢療法的醫生會用在有腎臟、膀胱問題的病患上，也會用來改善膽囊功能。

藥用研究：刺檗含有一種鹼性化合物，稱為小檗鹼（berberine）；實驗室和臨床的研究已證實可調節心律不整的狀況。刺檗也具有抗菌功效，可抑制細菌附著在細胞上，這或許可以解釋為何傳統上會使用刺檗來醫治泌尿道感染。

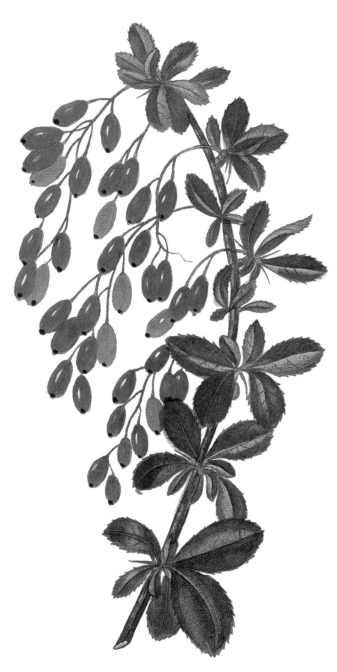

垂枝樺、銀樺   Silver birch, weeping birch
Betula pendula

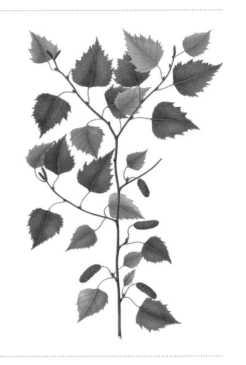

源自於北歐的落葉樹,白色樹皮,秋季葉子會轉黃。

使用部位:葉子。

傳統用途:用於風濕相關疾病和痛風,也用來調理落髮和頭皮屑問題。民眾相信垂枝樺是「春季排毒療法」(spring cure)的一環,可淨化血液。據稱,葉片萃取物具有利尿功效,所以是用來治療尿道感染和泌尿道發炎的藥草。

藥用研究:科學研究顯示,垂枝樺可能具有抗菌、利尿的作用。此外,已有研究在探討垂枝樺的抗癌和抗發炎功效,以及在關節炎上的相關運用。

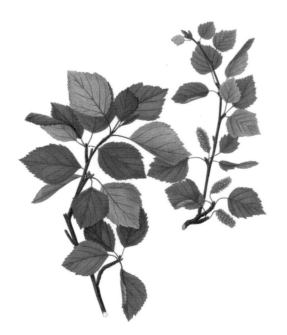

毛白樺   Downy birch, white birch
Betula pubescens

原生於歐亞大陸,後引進至北美洲。此落葉樹生長於潮濕土壤,如:黏土和泥炭土,有著枯燥的灰白色樹皮,早春葉子展開前會先開花,屬於柔荑花序的風媒花(藉由風力傳播花粉)。

使用部位:樹皮、葉子、樹液。

傳統用途:樹液用於調理風濕,樹皮則用來處理濕疹。

藥用研究:葉子含有一種叫做金絲桃苷(hyperoside)的化合物,實驗室的研究證實可調節尿液的形成,不過人體臨床實驗未顯示能顯著提升利尿(尿液製造)功效。

琉璃苣   Starflower, borage
Borago officinalis

一年生的自播草本植物，原生於地中海和歐洲，有著灰綠色的葉子和可食用的藍色花朵。生長於全日照和有些許遮蔭的地點，喜排水良好的土壤，非常適合乾燥地區。

使用部位：葉子、莖部、種子油。

傳統用途：傳統上廣泛運用莖和葉的萃取物，包括用來調理胃部、呼吸、心血管的相關疾病，也可處理咳嗽和發燒症狀。葉子則用來調節荷爾蒙系統，如：潮熱紅。藥草學家約翰・傑拉德（詳見第81頁）指出，琉璃苣的葉子和花朵「放入葡萄酒中，可讓男人和女人都感到愉悅快樂，可排解悲傷，沉悶、憂鬱」；琉璃苣也用做為學生的滋補品，可增進專注力。

藥用研究：實驗室研究和臨床實驗證實，琉璃苣油可減緩與心血管疾病相關的壓力，有利於改善因病毒感染引起的疲憊倦怠感。雖然已知琉璃苣油含有γ-次亞麻酸（gamma-linolenic acid），而且這種脂肪酸證實可緩解發炎反應，但琉璃苣油的活性成分和作用機制尚不明朗。

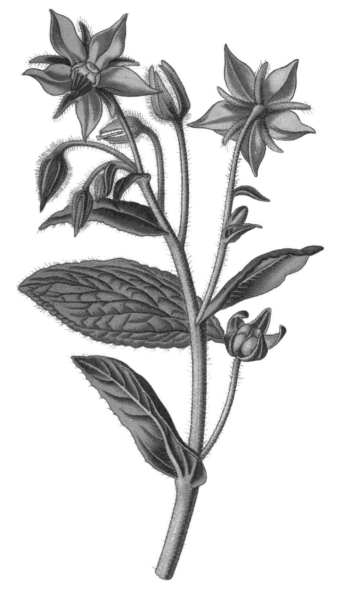

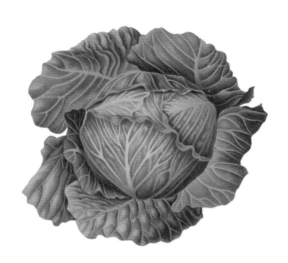

甘藍　Cabbage

Brassica oleracea

一年或兩年生，已歸化成可在溫帶地區生長的植物。數千年來，甘藍都是以食用植物在栽種，現今還有五顏六色的觀賞品種。

使用部位：花朵、葉子。

傳統用途：葉子可用來治療傷口、潰瘍、濕疹和風濕。藥草學家約翰‧傑拉德（詳見第81頁）指出，甘藍可施用於「眼睛看不清、顛癇」，以及蛇咬。在西方民間傳說裡，甘藍會讓人聯想到厄運和死亡。

藥用研究：目前是關注在綠色花椰菜（broccoli）品種，視之為「超級食物」，原因是含有認為具有抗癌功效的化合物。

白瀉根　White bryony

Bryonia alba

多年生的草本藤本植物，喜愛陽光，原生於歐洲和伊朗北部。由於生長快速，所以具外來入侵種的特性。

使用部位：所有部位。

傳統用途：由於根部厚粗的緣故，常與蔓陀蘿（mandrake）搞混——又稱做為英國蔓陀蘿（English mandrake）；更是得謹慎服用的催情劑，也用來預防風濕。已知根部具有毒性，但仍被用來治療癭病、癲癇、暈眩、頭痛、偏頭痛、憂鬱、潰瘍，以及呼吸道疾病。順勢療法的醫師會開立白瀉根，做為鎮痛用的處方。

藥用研究：整株白瀉根皆含有毒化合物。

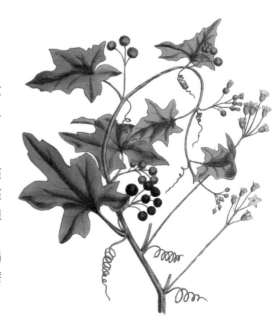

密蒙花、蝴蝶灌木 Butterfly bush

Buddleja officinalis

春季開花的落葉灌木，原生於中國，十九世紀初首次在歐洲培育。花朵呈淡紫色到紫色，芳香、富含花蜜，易於吸引蝴蝶到訪，所以又俗稱為蝴蝶灌木（butterfly bush）。生長於貧瘠的土壤，惟須慎選栽種地點，因為根部容易長入混凝土裡。

使用部位：地上部。

傳統用途：花朵萃取物會用於調理眼部疾病（中醫）和血管破裂上，葉片和花朵萃取物則用於調理淋病和肝炎，此外葉片萃取物也用來調理哮喘、咳嗽和支氣管炎。

藥用研究：有些臨床研究的資料，支持使用蝴蝶灌木的花朵萃取物，做為治療眼部疾病的滴液，如：青光眼和乾眼症。實驗室的研究證據也指出，花朵萃取物裡頭有類黃酮，此化合物可調節淚管的活性，所以能夠讓眼睛保持濕潤。

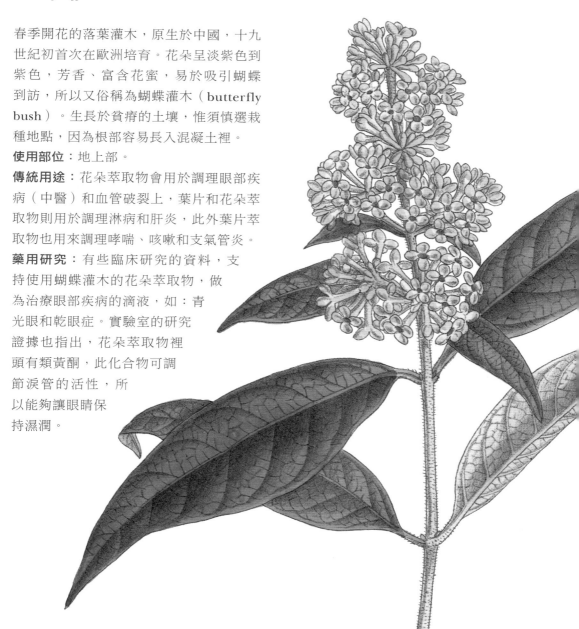

金盞花　Marigold

Calendula officinalis

十七世紀，尼可拉斯・寇佩珀（詳見第81
頁）是藥草學和占星學兩方面的專家；他
的記述裡，金盞花是「太陽藥草，屬
於獅子座」，原因可能是金盞花有
著獨特明亮的橘黃色花朵。雖然寇佩
珀是建議把醋和葉片混合後，拿來浸泡在
「熱腫脹」的患部，不過通常拿來製成香藥
草的部位其實是花朵。

至今，歐洲各地仍大量運用金盞花來治療肌
膚疾病，主要是做成霜狀和油狀的產品。對
於輕度的燒燙傷、小傷口、昆蟲叮咬和蜇
傷、瘀傷、潰瘍和皮膚發炎，一般認為金盞
花都會很有幫助。藥草師會囑咐把金盞花煮
成茶飲來治療胃潰瘍，也會把金盞花製成漱
口劑來舒緩牙齦發炎。此外，金盞花也用來
刺激遲來的月事和減緩痛經。

相關的科學研究，主要集中於一組稱為三萜
（triterpene）的化合物上，因為三萜已證實
具有抗發炎效益，也有報告指出金盞花具有
抗菌與抗病毒的活性。至於金盞花之所以能
促進傷口癒合，可能是因為能夠刺激新的血
管和皮膚組織的生長。

生長：一年或兩年生植物，生長於排水良好的
土壤，以及有全日照到部分遮蔭的環境。原生
於地中海地區，現今於溫帶地區皆可見到。整
個夏季都會開花，直到初霜落下為止。

採收：在乾燥且最好是陽光充足的日子裡採
收花苞。

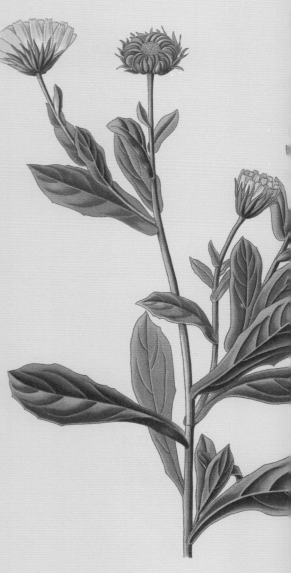

金盞花軟膏

這款舒緩軟膏運用的是金盞花的癒合功效，用來治療嘴唇乾裂和輕度燒燙傷。浸泡油的製作，請參考第107頁的配方，只要把聖約翰草改成乾燥的金盞花即可。

20 g 乳木果油

20 g 蜂蠟

50 ml 金盞花浸泡油

15 滴薰衣草精油

另需要：料理秤、耐熱碗、大湯鍋、隔熱手套、小型香膏金屬盒

1. 在爐子上用大湯鍋把水煮沸，另把乳木果油和蜂蠟放入耐熱碗裡，再把碗放置沸水之上，隔水加熱；稍微攪拌直到融化為止（別讓水滴入耐熱碗中）。

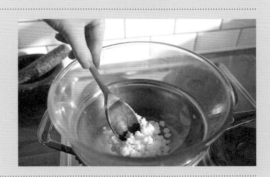

2. 戴上隔熱手套，將碗移至桌面，接著攪拌加入金盞花浸泡油和薰衣草精油。

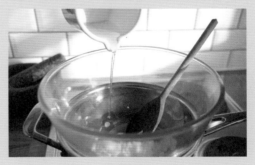

3. 小心地把液體倒入香膏金屬盒中，直至金屬盒上緣下方即可。冷卻後，蓋上蓋子，可保存一年。

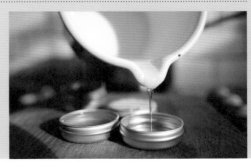

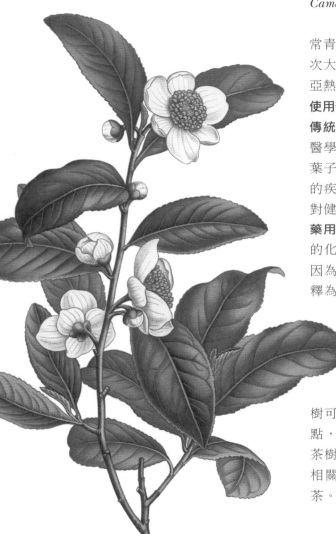

茶樹　Tea

Camellia sinensis

常青灌木，原生於東亞、東南亞、印度次大陸，現已可見於世界各地的熱帶與亞熱帶地區。

使用部位：葉子。

傳統用途：長久以來，傳統中醫和其他醫學，如阿育吠陀醫學，皆使用茶樹的葉子來治療哮喘，以及血管與冠狀動脈的疾病。中國人認為，春季採收的葉子對健康最好。

藥用研究：茶樹葉片裡有種名為兒茶素的化合物，已引來越來越多研究關注，因為兒茶素具有抗發炎活性，或許可解釋為何茶樹可用於治療心血管疾病。此外，兒茶素可調節血液中的葡萄糖含量，所以運用兒茶素的相關研究越來越多，也可讓我們進一步認識第二型糖尿病。臨床實驗結果也指出，茶樹可能可延緩神經退化病症的發病時間點，如阿茲海默症、帕金森症。不過，茶樹帶來的健康益處，大部分係與綠茶相關，而非西方主要飲用的全發酵紅茶。

大麻 Cannabis, marijuana

Cannabis sativa

通常是一年生植物，據悉原生於亞洲中部，指狀鋸齒葉片為其特徵。屬於短日照植物，只有在夏末日照開始縮短時，才會開始開花。世界上有許多國家和地方皆需要大麻栽種執照，否則任何種植行為都算違法。

使用部位： 花蕾、樹脂。

傳統用途： 文獻指出，大麻的傳統運用，最初是為了改變中國人的心智，後來被早期的斯基泰人（Scythian）帶入中東地區，接著又傳進歐洲和非洲，再由非洲傳入南北美洲。亞洲的大麻使用方面，除了是手術麻醉劑，還會用來刺激食慾，也做為滋補品。

藥用研究： 大麻做為藥用，其中大麻素（cannabinoid）被認為是關鍵化合物，其相關實驗並未採用萃取液，而是以單一化合物或簡單混合物進行。現今，針對多發性硬化症、類風濕性關節炎引發的疼痛與其他症狀，以及嗎啡起不了作用的癌症疼痛控制，已展開許多臨床實驗的評估工作。

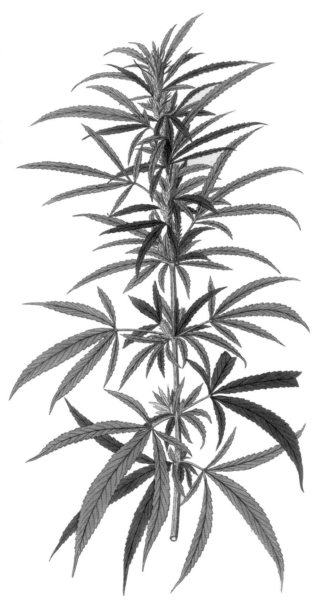

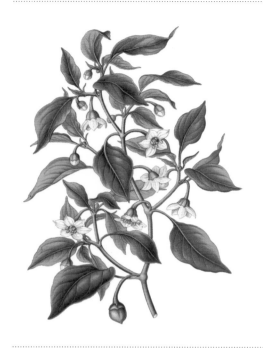

辣椒　Chilli

Capsicum annuum

灌木植物，原生於南美洲，可生長於多數的氣候環境裡。花盆栽種生長良好，但堆肥不可過濕或過乾，否則會落葉。果實顏色從黃綠色到深紅黑色不等，有著白色略帶紫色的小花。

使用部位： 果實、葉子。

傳統用途： 傳統上會使用葉片來治療牙痛，用果實來刺激胃液分泌，同時能調理胃病、慢性喉炎、凍瘡、風濕。此外，婦女分娩時，也會服用辣椒來減緩疼痛。

藥用研究： 含有辣椒素的產品會用來緩解骨關節炎。

莎草　Sand sedge

Carex arenaria

多年生植物，可見於英國和歐洲的沙岸。種植於沙丘內，有助於穩定植株。有些薹屬（Carex）植物的種植，目的是做為觀賞之用。

使用部位： 根部。

傳統用途： 部分歐洲地區認為根部具有利尿功效，並可促進排汗。

藥用研究： 尚無莎草之藥用功效的大規模研究，不過已開始探索北方長莎草（Carex　folliculata）和點頭莎草（C. gynandra）的潛在抗癌效果。

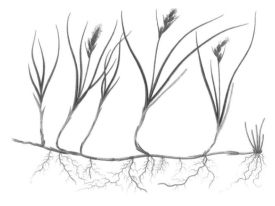

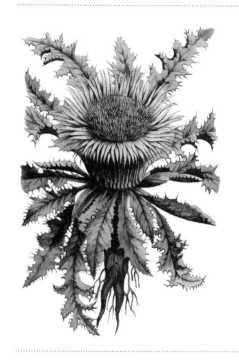

阿爾卑斯山薊　Carline thistle
Carlina acaulis

多年生或兩年生植物,有著刺葉和圓盤狀花朵,可見於歐洲的草原和山區。

使用部位:根部。

傳統用途:中世紀時,人們認為阿爾卑斯山薊的根部可做解毒之用。阿爾卑斯山薊也被認為具有利尿功效,並運用於肝臟疾病。此外,據稱阿爾卑斯山薊可緩解肌膚紅疹,用於清洗傷口和潰瘍。

藥用研究:有些科學研究表示,阿爾卑斯山薊具有抗菌和抗錐體蟲的功效,不過研究規模仍不及其他花薊植物,如水飛薊(milk thistle,Silybum marianum)。

紅花　Safflower, saffron thistle
Carthamus tinctorius

一年生菊科植物,葉子多刺,有著黃色或菊色花朵。

使用部位:花朵,種子。

傳統用途:運用於麻疹、肌膚紅疹、發燒,可刺激心臟和循環。傳統中醫部分,則會使用紅花來改善月經不調。據稱,花朵可做為瀉藥,也可促進排汗。

藥用研究:紅花製成的處方,已運用在探究對血壓、免疫系統的功效,以及抗發炎和抗凝血的活性,還有保護神經細胞的潛在效用。種子油的部分,某些營養養生法已採納運用。

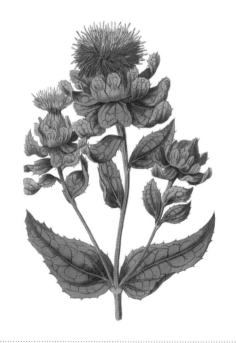

葛縷子　Caraway

Carum carvi

兩年生草本植物，於歐洲、非洲北部、澳洲等
地種植，葉子呈細碎羽毛狀，且葉子和種子皆
有洋茴香和甘草的味道。

使用部位：種子。

傳統用途：長久以來都是用來治療消化方面的
疾病、脹氣、食慾不振，同時也用做滋補品，
具有化痰、緩解便祕、經痛、保持口氣清新的
用途。

藥用研究：臨床研究已證實葛縷子可減輕消化
方面疾病患者的疼痛感。葛縷子也具有驅除風
寒（抑制腸胃氣脹）和抗菌的活性。此外，漱
口水、牙膏、保養品也會添加葛縷子。

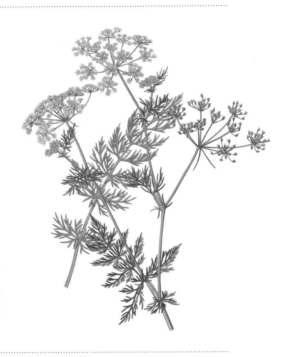

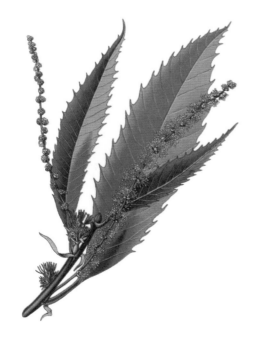

板栗　Sweet chestnut

Castanea sativa

生命期長，係為廣為栽培的落葉林樹
木，來自非洲北部和歐洲南部。夏季長
出葉子之後便會開花，秋季雌花會發育
成帶刺的堅果。

使用部位：果實、葉子。

傳統用途：葉子用來製作成滋補品，也
用於治療發燒、痢疾、腹瀉、咳嗽（特
別是百日咳），還有包括口腔潰瘍在內
的各種傷口。此外，順勢療法也會用來
治療焦慮。

藥用研究：科學研究證實，果實和葉子
的萃取物具有抗菌和抗氧化的活性。

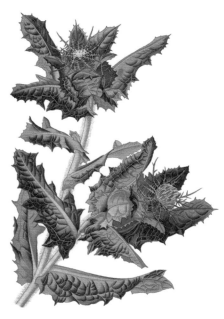

聖薊　Holy thistle, blessed thistle
Centaurea benedicta

一年生的薊類植物，原生於歐洲南部。

使用部位：地上部。

傳統用途：據稱可淨化血液，有助於血液循環，強化大腦與記憶力。十六世紀植物學家威廉·泰納（William Turner）聲稱，聖薊「對頭痛很有益」、「對身體各部位的疼痛會有幫助」，「沒有什麼比聖薊的葉子、汁液、湯汁、粉末、水，還要有助於潰瘍、腐爛和化膿的舊瘡了」。同時，聖薊據說也可用來治療瘟疫，其苦味還能刺激食慾，此外順勢療法也會用到聖薊。

藥用研究：聖薊的萃取物具有抗菌功效，具有保護神經細胞的潛力。

紅百金花、日本鬼燈檠　Centaury
Centaurium erythraea

兩年生的小型植物，原生於歐洲和亞洲西部的乾燥草原，有著粉紅色花朵。

使用部位：地上部。

傳統用途：希臘神話之中，半人半馬的客戎（Chiron）就是使用紅百金花來治療中了毒箭的傷口。藥草學家寇佩珀的記述中，記載了紅百金花如何製成處方「製劑滴入耳朵能清除寄生蟲，也能抑制惡臭潰瘍和頭部疥癬」。紅百金花也用於治療食慾不振、腎臟與膀胱疾病，以及「視力模糊黯淡」。

藥用研究：科學研究指出，紅百金花具有抗發炎和退燒的功效，已有實驗在測試其用於潰瘍和鎮靜的效果。

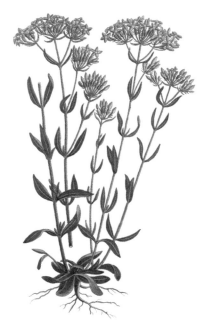

雷公根、積雪草、崩大碗　Gotu kola

Centella asiatica

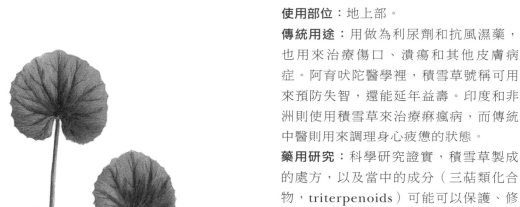

多年生匍匐植物，來自於亞洲和澳洲，有著腎形葉片和粉紅色小花，擴散生長快速。

使用部位：地上部。

傳統用途：用做為利尿劑和抗風濕藥，也用來治療傷口、潰瘍和其他皮膚病症。阿育吠陀醫學裡，積雪草號稱可用來預防失智，還能延年益壽。印度和非洲則使用積雪草來治療痲瘋病，而傳統中醫則用來調理身心疲憊的狀態。

藥用研究：科學研究證實，積雪草製成的處方，以及當中的成分（三萜類化合物，triterpenoids）可能可以保護、修復受損的神經細胞。有些初步的人體臨床實驗結果顯示，積雪草還能改善記憶力、減緩壓力和焦慮。實驗室的研究也顯示，三萜類化合物具有癒合傷口和抗發炎的功效，因此現已有研究著手調查積雪草處方對於傷口癒合、降低傷疤形成、緩解牛皮癬的潛在功效。

木瓜　Chinese quince

Chaenomeles sinensis

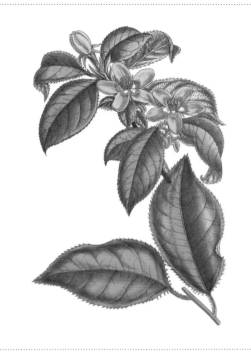

原生於亞洲，枝條多刺，屬於落葉灌木。春季時，不同品種開的花色各有不同，分別有白色、粉紅色、紅色。

使用部位：果實。

傳統用途：數百年來，傳統中藥一直用它來治療發炎和痙攣症狀，亦用來刺激消化和循環作用。

藥用研究：現已有研究取木瓜果實調製而成的處方，調查其用來對抗流感病毒的功效，以及對抗癌症的活性、增進記憶的潛力成效。實驗室研究顯示，果實成分對神經生長具有某些影響性。

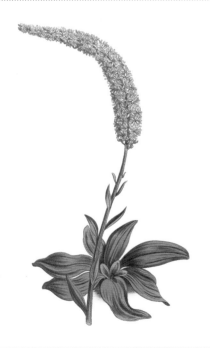

假獨角獸　Blazing star, false unicorn

Chamaelirium luteum

北美洲的多年生草本植物，有著白色花朵，生長於陰涼處和林地花園。

使用部位：根部。

傳統用途：據稱可緩解抑鬱症和「婦科異常症狀」，也獲認為可用來調理月事失調、更年期症狀、不孕、腸道寄生蟲感染。傳統上，北美原住民會用來預防流產。

藥用研究：初步的科學研究發現，當與其他香藥草搭配使用時，假獨角獸根部出現了抗腫瘤活性，而根部的甾體化合物（steroidal type compound）也具有抗癌效用。

羅馬洋甘菊　Roman chamomile

Chamaemelum nobile

羅馬洋甘菊浸泡而成的花草茶，可用
來調理各種消化問題，包括腹瀉、胃
食道倒流、暈車、痙攣、腸胃脹氣、
消化不良。數項研究顯示，羅馬洋甘
菊的花朵具有抗痙攣、抗發炎的功
效，而羅馬洋甘菊花草茶具有鎮靜作
用，可改善睡眠、減少焦慮。

二十世紀初期從事園藝的藥草師莫
德・葛雷夫（Maud Grieve），對羅馬
洋甘菊的描述是「舒緩和鎮靜效果極
好」、「治療惡夢唯一有用的方法」。
對於其他植物而言，羅馬洋甘菊能起到
修復作用，因此有些人認為它是「植物的
醫生」。此外，羅馬洋甘菊通常會種植來做
為芳香型觀賞草坪。古希臘語裡，洋甘菊的意
思是「落地的蘋果」，這是因為洋甘菊的生長
處和被壓碎後散發出氣味的緣故。

洋甘菊花朵調製成的處方可塗抹在身上，做為（保
濕）潤膚劑，也可減緩乾燥發炎的肌膚問題（如濕
疹）。保養品與讓髮色變淡的產品之中，也可見到洋
甘菊的成分。另外，把使用過的洋甘菊茶包，放在皮膚
上搓揉，可做為清潔劑，亦可舒緩發炎狀況。

生長：原生於西歐，喜歡陽光直射或部分有蔭之處，排水良
好的土壤。生長濃密的洋甘菊，其範圍可擴至50公分，整個
夏季皆會開花。

採收：以指頭梳理植株的方式來採摘花朵。

提醒：若對雛菊（菊科）家族植物會過敏的話，那麼可能會起過
敏反應，如皮膚炎。

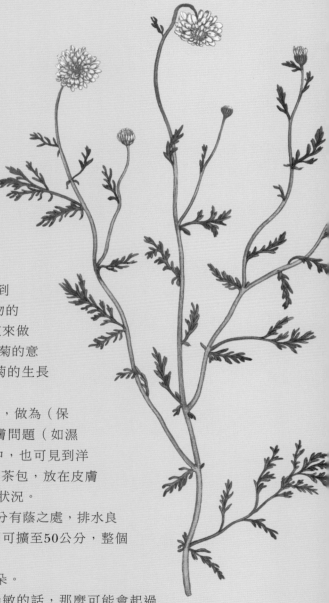

洋甘菊乳霜

這款沁涼的保濕乳霜配方使用了洋甘菊花朵的萃取物，也添加了薰衣草精油，可增強鎮靜與抗發炎功效。

30 g 乾燥的洋甘菊花或是100 g洋甘菊鮮花

200 ml沸水

100 g乳霜基底

20滴薰衣草精油

另需要：料理秤、濾壓咖啡壺、量杯、玻璃碗、刮刀、消毒過的密封罐

1. 把洋甘菊花放入咖啡壺（確保玻璃壺身和壓軸是乾淨的，沒有咖啡殘留），接著倒入煮沸的滾水，蓋上蓋子浸泡。待其冷卻之後，按下壓軸，倒出30 ml的茶液。

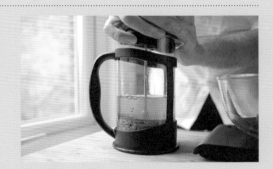

2. 用勺子把乳霜基底挖出、放入乾淨的碗裡，以一次幾茶匙或用量杯裝幾ml的方式，分批加入茶液，用力攪拌直到完全均勻為止。然後，加入20滴薰衣草精油，徹底攪拌，乳霜的質地應該是既稠又濃郁的狀態。

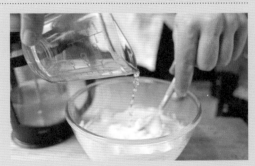

3. 使用刮刀或是奶油刀，把乳霜裝入消毒過的密封小罐，置於冰箱保存，並於三個月內使用完畢。

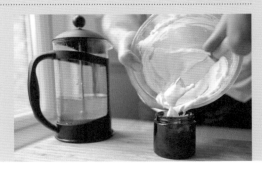

白屈菜　Greater celandine
Chelidonium majus

多年生植物，可生長於大多數的土壤類型之中，春
季到夏季會開出黃色花朵。若未加以控管，可能會
成為外來入侵種的雜草。

使用部位：地上部、樹液。

傳統用途：做為溫和的止痛劑和鎮靜劑，也用來治
療血液疾病、膽結石和細菌感染。由於樹液猶如乳
膠一般，所以會用來黏合開放性傷口，也是淨化血
液的滋補品，而且還會外用來醫治雞眼和除疣。

藥用研究：研究證明，白屈菜含有有毒的生物鹼，
如：黃連鹼（coptisine），因此需要透過專業香藥
草師諮詢或藥劑師開立處方籤，才能使用。

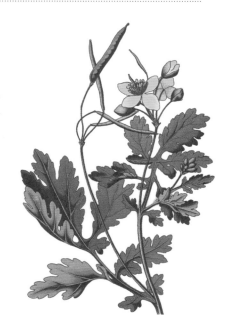

藜、肥母雞　Fat hen
Chenopodium album

一年生植物，有著灰綠色的葉子，夏季到秋季都會
開花。可生長於大多數的土壤類型裡，所以會被認
為是種雜草。其種子會拿來餵養、增肥家禽，因此
俗名稱為「肥母雞」。

使用部位：地上部。

傳統用途：地上部的萃取物可用來治療風濕和痛
風，也做為溫和的瀉藥。葉片則做為昆蟲叮咬和中
暑時的洗滌劑或是膏藥，以及治療牙痛時的湯藥。
咀嚼種子的話，則用於治療泌尿方面的毛病。

藥用研究：部分證據顯示，在食物中加入肥母雞的
地上部，對患有貧血的人有益。

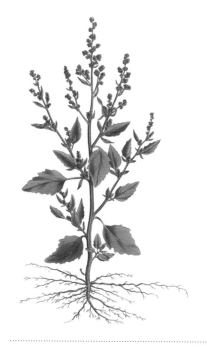

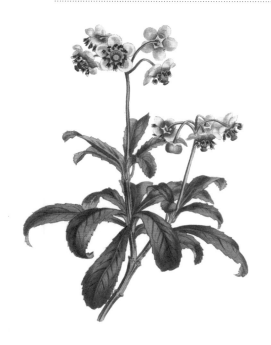

傘形喜冬草　Western prince's pine, pipsissewa
Chimaphila umbellate

多年生的長青灌木，來自歐亞大陸和北美洲的涼爽地區，有著一簇一簇的粉白色花朵。

使用部位：整顆植株。

傳統用途：用來治療膀胱相關疾病，也用做為腎臟、脾臟的利尿滋補品，而北美原住民還用來醫治風濕相關疾病。

藥用研究：傘形喜冬草調製而成的處方，證實具有抗發炎和抗氧化的功效。科學研究也顯示，傘形喜冬草的處方具有對抗真菌和抗菌的作用。另外，現有研究乃在探討傘形喜冬草用於前列腺疾病的效用。

油菊　Indian chrysanthemum, Japanese chrysanthemum
Chrysanthemum indicum

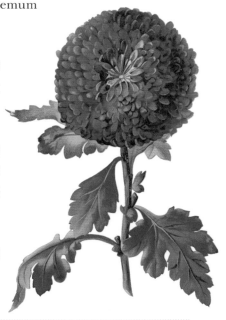

多年生植物，原生於中國。葉片有股刺鼻但清新的檸檬香氣，可生長於有著全日照的大多數土壤類型之中。

使用部位：地上部。

傳統用途：傳統用途相當廣泛，可做為補血劑，可治療眼部小毛病、高血壓、呼吸道疾病、偏頭痛、癤子、濕疹。傳統中醫方面，則用來醫治發炎症狀、高血壓、呼吸道疾病。

藥用研究：油菊精油含有菊酮（chrysanthenone）；針對受帕金森症影響的大腦部位，已有研究在探尋油菊精油能起到的作用。

菊苣　Chicory

Cichorium intybus

雖說有些人可能會認為菊苣是一種
雜草，但其迷人的亮藍色花朵倒是
可以為花園的綠地增添幾分姿色。
菊苣的苦味可刺激食慾、促進消
化。南歐地區，一般會從野地採摘
葉片，僅以油和蒜清炒或是加入沙
拉的方式，當作前菜食用。

菊苣和表親蒲公英共享許多傳統用
途，食慾不振、普通胃痛，有膽結
石之際建議服用，也可做為溫和的
瀉藥，以及肝臟的一般滋補品。之
所以可用於治療消化不良，是因為
根部富含菊糖（inulin，約50％），
而菊糖是一種不會被人體消化系統
分解的碳水化合物，可完好無損的
來到腸道，做為此處的「好菌」食
物。此外，菊糖也具有溫和的通便
功效。

生長：可生長於大多數的土壤類型之
中，英國富含石灰的地區可見到野
生菊苣，高度可達2公尺，寬度可增
長至50公分。

採收：秋季花開之後，即可挖出根
部。

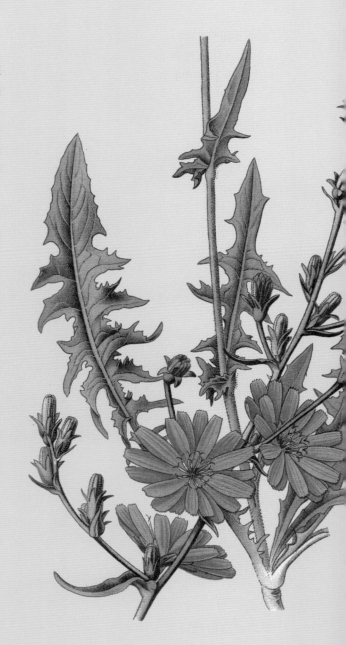

菊苣咖啡

製作菊苣咖啡很簡單，且烘焙過後的根部，香氣十足。遇到服用抗生素時、感染過後、蒙受壓力、飲食改變或飲食不正常的情況，每天可喝一到兩杯，有助於培養腸道菌群。可在濾壓咖啡壺中，加入最多兩茶匙的烤菊苣粉末，接著倒入熱水，悶泡五分鐘。

一大把菊苣根部

另需要：刀、烤盤、香料研磨機、消毒過的有蓋密封瓶罐

1. 在水中用硬毛刷刷洗根部以去除泥土，使用茶巾或廚房紙巾拍乾。

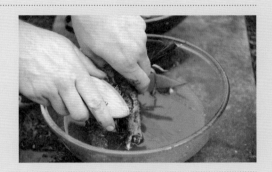

2. 把根部切片成圓形。

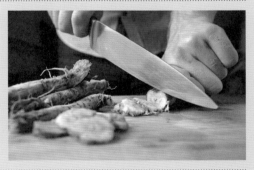

3. 在烤盤上以單層的方式，將根部切片、均勻鋪平。烤箱預熱至180℃，放入烤盤烘烤兩小時。期間要偶爾查看烤箱，預防菊苣燒起來；若會燒起來，就調低烤箱溫度。烘烤完成後，關閉烤箱靜待冷卻，再存放於密封罐中，需要沖泡時再研磨菊苣。

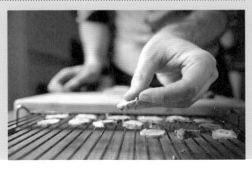

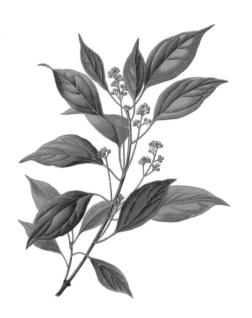

樟樹　Camphor laurel, camphor tree
Cinnamomum camphora

常青樹,油亮的葉子帶著芳香,還有一簇簇的奶白色花朵,可見於中國、日本、臺灣。

使用部位:枝幹。

傳統用途:從枝幹萃取出來的樟腦,可用來鎮定緊張和歇斯底里的情緒,也可對付發冷、感冒、發炎的症狀,以及治療發燒與肺炎。此外,樟樹調製的處方則用來處置扭傷和風濕相關疾病。

藥用研究:軟膏和抹藥中的樟腦成分,有助於減輕疼痛感。針對感冒和流感症狀的吸入式鼻內去充血劑(decongestant),就有樟腦的成分。此外,要留意樟腦可能會引發的刺激反應。

古堡薊　Melancholy thistle
Cirsium heterophyllum

多年生薊類植物,可見於蘇格蘭和英國其他地區。其他種薊類植物更常種植做為觀賞用植物,如:南國小薊(Japanese thistle;Cirsium japonicum)。

使用部位:葉子、根部。

傳統用途:十七世紀時,人們會喝古堡薊酒來「把多餘的憂鬱從體內排出,讓人變得跟蟋蟀一樣快樂」。亞洲的話,南國小薊則是用來醫治出血性疾病。

藥用研究:古堡薊的藥用功效尚未完成相關評估,不過南國小薊已被拿來探究關於抗焦慮和抗憂鬱的作用。

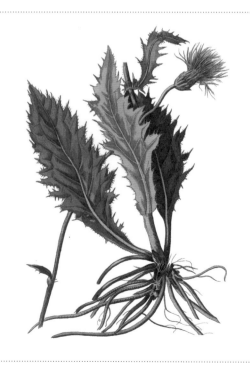

苦西瓜果   Bitter apple, colocynth

Citrullus colocynthis

多年生藤本植物，原生於非洲北部和亞洲西部，有著黃色和綠色條紋的小型瓜果。

使用部位：果實。

傳統用途：聖經的記述裡，苦西瓜果屬於野生生長的瓜果。傳統上，果漿會用來做為瀉藥，但後來就漸漸不再當作瀉藥使用，原因是催瀉效果過於猛烈，可能會引發劇烈的影響、疼痛，甚至死亡。亞洲某些地區，傳統上會用苦西瓜果來治療糖尿病。

藥用研究：苦西瓜果對抗糖尿病的功效，引來一些研究關注。

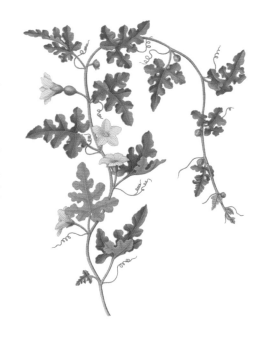

鐵線蓮   Clematis

Clematis armandii

原生於中國，一九〇〇年代引進英格蘭。這種健壯的攀緣植物，有著中綠色的長形葉片，在早春會開出散發香氣的白色花朵。最佳的種植處，是攀附在沒有冷風吹的牆面上。

使用部位：葉子、莖部。

傳統用途：用於治療癌性、有惡臭味的潰瘍，以及梅毒等感染。傳統中醫裡，莖部（川木通）會用來調理泌尿與皮膚方面的疾病。

藥用研究：科學證據顯示，鐵線蓮具有抗發炎功效，所以可以解釋為何會用於濕疹與泌尿系統方面的感染。

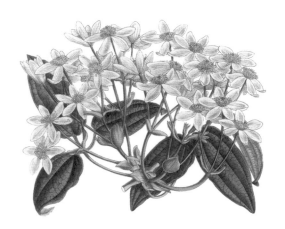

薏苡　Job's tears

Coix lacryma-jobi

一年生的草類植物，可見於東南亞，種植做為觀賞植物已有數百年歷史。綠色的淚形外殼會長出雌花，之後會轉變成灰色。

使用部位：種子。

傳統用途：傳統中醫裡，薏苡的種子可用來緩解疼痛、發炎、痙攣的狀況。據稱，薏苡具有對抗腹瀉和風濕，以及利尿的功效。此外，薏苡也可做為脾臟的滋養劑，可緩解發燒、擊退感染。部分南美洲地區，會配戴薏苡果實製成的項鍊，目的是為了防止蛀牙。

藥用研究：薏苡種子的潛在抗癌功效已引發研究關注。

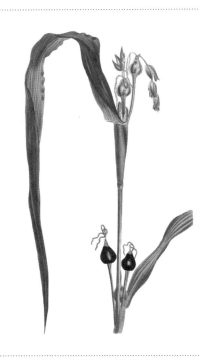

沒藥　Myrrh

Commiphora myrrha

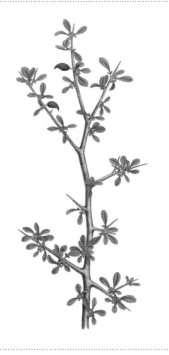

枝葉濃密的小型樹，帶有鋒利的刺，可見於中東炙熱的岩石地區。需要溫暖、有遮蔽的地點，最好是溫室或是玻璃暖房；非常適合做為景觀盆栽樹。

使用部位：樹皮樹脂。

傳統用途：沒藥油用於潰瘍、消化不良、呼吸系統疾病、關節炎、癌症、痲瘋病、梅毒。古埃及人會使用沒藥來延緩老化、保持肌膚健康，也做為殺菌、防腐之用。在阿育吠陀醫學和傳統中藥裡，沒藥則用來治療關節炎和風濕病。

藥用研究：科學研究證實，沒藥油具有抗發炎功效。此外，沒藥也用於芳香療法和保養品上。

鈴蘭　Lily of the valley

Convallaria majalis

多年生的根莖植物，原生於北半球和亞洲的寒溫地區。有著白色鐘形花朵，小而芬芳，紅色果實需要富含腐植質的潮濕土壤，但得避免陽光直射，非常適合種在玫瑰和灌木下方。此外，鈴蘭也是芬蘭的國花。

使用部位：地上部開花部位。

傳統用途：雖然含有劇毒，但長久以來一直都用做為心臟和胃部疾病的滋養劑，也用來處理心律不整、高血壓、痙攣的毛病，還有利尿用。目前，歐洲藥草學家把鈴蘭用於強化輕度心臟疾病患者的心臟功能上，列為限制性香藥草。

藥用研究：多數部位裡都可以找到強心苷（cardiac　glycoside）此類化合物，或許多少可說明為何傳統醫學會認為鈴蘭具有藥用功效。鈴蘭與毛地黃一樣，對心臟有著相似的功效，不過作用更加溫和。然而，與毛地黃有大量的文獻相比，佐證鈴蘭相關應用的科學研究資料，就比較少。

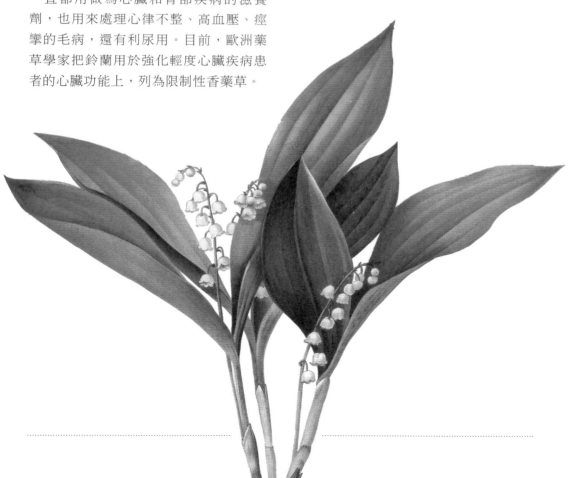

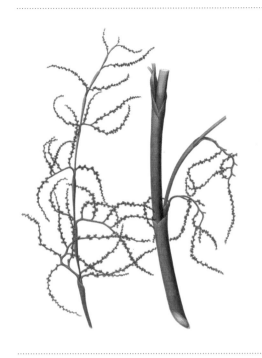

巴西棕櫚樹　Carnauba wax palm
Copernicia prunifera

高大、吸引目光的棕櫚樹，原生於南美洲，葉子上的蠟質分泌物可採收做為價值經濟作物。

使用部位：葉子。

傳統用途：據稱具有瀉藥功效，巴西與其他美洲地區皆有在使用；另外，也用來治療風濕痛。用葉子沖泡而成的茶，可淨化血液。

藥用研究：製藥過程中，巴西棕櫚蠟可用做為藥品的包覆層，如藥片。食品業的部分食品也允許使用巴西棕櫚蠟；還會用在製造某些拋光劑和蠟燭上。

芫荽　Coriander, cilantro
Coriandrum sativum

一年生植物，原生於歐洲南部、非洲北部和亞洲西南部，有著白色、粉色的花朵。世界各地皆有種植，葉子和種子則做為烹飪香料。可種植於排水良好的肥沃土壤上，喜陽光充足之處。

使用部位：葉子、種子。

傳統用途：用途廣泛，包括治療糖尿病、血壓、潰瘍、泌尿道感染、焦慮、皮膚病、肝臟疾病。在阿育吠陀醫學中，則用來調理糖尿病、腎臟疾病、腦部功能。

藥用研究：實驗室研究顯示，除了具有抗發炎活性之外，芫荽還可以促進胰島素分泌、緩解腸胃氣脹。

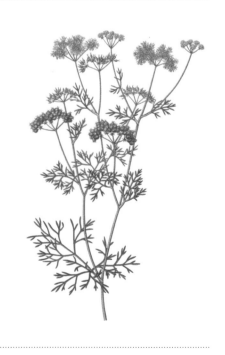

栽種藥用植物

選擇園藝種植的植物時，特別是在找多年生喬木和灌木的時候，請記得這道簡單的口訣：對的植物、對的環境。事先做好研究，了解植物的生命週期，以及何時可栽種、何時授粉、何時該修剪。把自己花園所能提供的棲息環境，與植物在野外生長的環境條件，相互比較；須確保能夠提供相對應的環境（如光照、遮蔭、部分遮蔭、遮蔽）、土壤類型（酸性、鹼性、中性），以及生長條件（石頭岩地、沼澤地、草原）。還要留意快速生長的茂密植物，因為它最後可能會占據整個花園。

植物能夠承受的溫度範圍也很關鍵；許多植物習慣的是亞熱帶較為溫暖的氣候，但也可在偏溫帶的環境條件下生長，只要確保冬季不會受到霜凍、冷風吹襲，或有持續性濕度的影響即可。此外，也可以詢問優良的植栽供應商，看看是否有培育出較為耐寒的品種。

種植、繁衍植物是非常有成就感的，如果植物在文化或醫學上具有重要性，那感覺會更好。不過，光是提供合適的生長環境，並不能保證就能種植成功。植物的藥用功效會受到多種環境因素的影響，如：土壤條件、日照、水，而且每一株植物的化學活性也是有差異的。有個非常出名的案例可以說明，來自南美洲的雞納樹（cinchona），其樹皮具有活性化合物奎寧（quinine），可用於治療瘧疾；早在一八〇〇年代，人們就多次前往南美洲收集雞納樹的幼苗，帶回亞洲各個不同的地區種植，可是等到樹木長大成熟、採下樹皮後，大家卻發現裡面沒有奎寧。爾後，採集工作就落在已知含有奎寧的植株上，種植的話就選擇無性繁殖。

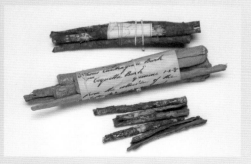

雞納樹的樹皮標本。

山楂　Common hawthorn
Crataegus monogyna

因用於心臟疾病而聞名，中世紀參考文獻則聚焦於運用山楂處理神經方面的毛病，這部分仍與人體本能機制有關；因為焦慮會引發「戰鬥或逃跑反應」的過度刺激，進而導致心跳加速。經過充足的研究，顯示山楂可提高心臟收縮的力道，但同時卻能減慢心跳的速度。此外，也有證據指出，山楂可以改善心臟組織的循環，降低心血管疾病的風險。傳統上，山楂也是做為高血壓、心律不整、心絞痛和雷諾氏症（Raynaud's disease）的藥材。

山楂的種植歷史已有數千年之久，茂密的綠籬可把人類與動物隔開。在多神宗教的生育儀式裡頭，山楂扮演著重要角色，因為花朵象徵著春天的到來。此外，嫩葉可做為沙拉食用；到了深秋，缺乏生氣的花園會因為山楂的紅色漿果而有了亮點。

生長：耐寒的綠籬植物，可適應大多數的土壤類型和種植環境。春季會開花，秋季時漿果成熟後會轉為紅色。

採收：春季可同時採收葉子和花朵，等到漿果變紅、落葉之後，再來採集果實。

提醒：若患有心血管疾病，服用山楂調製成的處方之前，請先諮詢專業醫療人員。

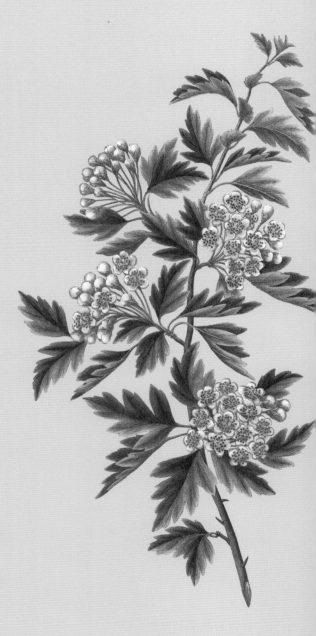

山楂香料酒

蒸餾技術發明出來之前，浸泡的葡萄酒是一種常見的服藥方式。山楂也是如此，這個配方含有其他也被認為能促進血液循環的暖身功效香藥草。每天兩次，一次5 ml（1 茶匙），或是每天喝一小杯雪利酒杯的容量，以促進血液循環。

5 cm生薑

2 大匙黑糖

2 根肉桂棒

40至50顆新鮮的山楂漿果

250 ml紅葡萄酒

另需要：鋒利的刀、杵和臼、量杯、棉紗布、漏斗、消毒過的有蓋瓶罐、有蓋瓶罐

1. 生薑去皮切丁，與糖一起放入罐中。用杵和臼或是香料研磨機，研磨肉桂棒，然後也一起加入罐中。

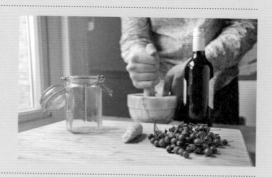

2. 把山楂漿果也倒入罐中，取湯匙往下壓碎漿果。接著倒入葡萄酒，攪拌均勻。

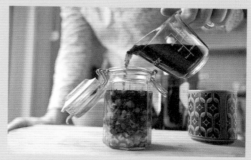

3. 放置於陰涼昏暗處，而且每天都要轉動罐子。如果罐中的葡萄酒量下降了，可添加葡萄酒，確保有蓋過漿果即可。一周後，在消毒過的瓶罐鋪上棉紗布，把液體過濾，倒入罐中；此香料酒最多可保存六周。

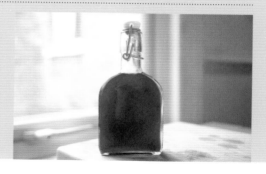

海茴香   Rock samphire
Crithmum maritimum

多年生植物，可見於英國南部和西部、愛爾蘭和
地中海等各地的海岸線，耐鹽性佳。可生長於
大多數能自由排水的土壤；肉質的莖和葉呈藍綠
色，夏季開黃綠色的花朵，乃是非常適合造景花
園的植物。

使用部位：葉子。

傳統用途：葉片萃取物可用來利尿，也用來治療
壞血病、消化和腎臟相關疾病。食用海茴香的嫩
葉，可緩解腸胃脹氣，也可幫助減重。

藥用研究：從葉片取得的精油具有抗菌功效；另
外，由於葉子富含維生素C，這或許解釋了為何
可食用來治療壞血病。

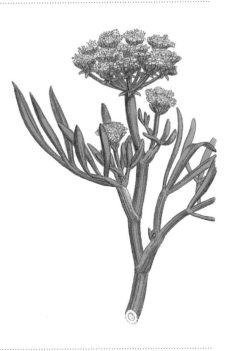

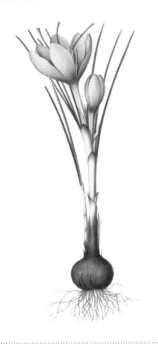

番紅花   Saffron
Crocus sativus

可在花園邊緣或植栽器皿裡，種植秋季開花的番
紅花球莖，欣賞鮮豔的橘色雄蕊和紫色花朵。番
紅花喜歡排水良好的粗砂質土壤或堆肥土，以及
陽光充足的地點，但要避免過度澆水。

使用部位：雄蕊。

傳統用途：用於治療胃病、牙齦疼痛、咳嗽。據
稱，番紅花做成的滋補品，具有鎮靜功效。

藥用研究：雄蕊含有紅花素（crocin），此化合
物具有抗抑鬱的作用。另外，番紅花也獲研究用
來緩解疼痛，以及治療阿茲海默症患者的焦慮症
狀。

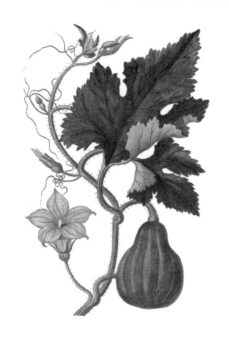

南瓜 Squash, pumpkin
Cucurbita pepo

一年生藤本植物,已被認為是南美洲甚為古老的歸化種;今日有許多不同的品種,以及各種不同顏色的果實。生長於溫暖的環境條件,開花、結果時應保持水分充足狀態。

使用部位:果實、葉子、樹液、種子。

傳統用途:北美洲和中美洲地區把樹液用在燒燙傷處,種子則用來利尿、驅趕蚊蟲、治療支氣管炎和發燒症狀。阿育吠陀醫學中,果實會用來淨化血液,葉子則是做為止痛藥和治療噁心感。

藥用研究:實驗室研究顯示,葉子具有抗病毒和抗發炎活性。

孜然 Cumin
Cuminum cyminum

一般認為孜然是原生於埃及的一年生植物,可以耐受各種不同的土壤類型,但在排水良好、全日照的肥沃土壤裡長得最好。孜然耐旱,需要很長的生長期才能產出種子,有著白色或粉紅色的花朵。

使用部位:種子。

傳統用途:梵語裡,孜然的名稱是jira,意指「有助於消化」。傳統上,孜然會用來治療心臟疾病、腫脹、嘔吐、慢性發燒。

藥用研究:現今研究關注在從種子分離出來的化合物上,探究其對預防癌症的功效,以及用做為治療心絞痛和哮喘的藥物。

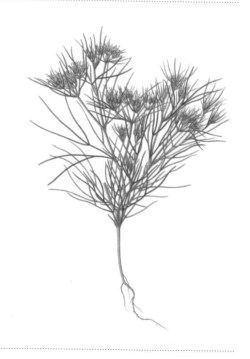

薑黃　Turmeric

Curcuma longa

多年生植物，有著黃白色和粉紅色的花
朵，可見於部分亞洲地區，也有能在澳
洲生長的品種。

使用部位：根莖。

傳統用途：傳統中醫和阿育吠陀醫學皆
有使用到薑黃，用來促進消化，對抗肝
臟相關疾病。據稱具有利尿功效，也會
用來治療風濕相關疾病和月事不調的問
題。薑黃也可敷在肌膚上，醫治潰瘍、
疥癬、傷口、濕疹。阿育吠陀醫學認為
薑黃是一種滋養品，可減緩老化過程。
根據《中國藥典》，薑黃可用來治療躁
症。

藥用研究：科學研究顯示，薑黃具有許
多生物活性，包括抗腫瘤、抗發炎、抗
潰瘍的效用。研究也指出，薑黃可能可
以保護肝臟、治癒傷口、降低膽固醇。
人體臨床試驗結果，看來也是支持上述
部分傳統用途，不過還是需要更為扎實
的研究佐證。薑黃潛在的抗癌、降膽
固醇、抗發炎功效已引發許多關注。此
外也有研究發現，食用薑黃咖哩的族群
裡，患上失智的風險可能比較低，因此
已有研究展開關於薑黃對阿茲海默症的
潛在益處。同時，薑黃也是黃色和橘色
染料的來源。

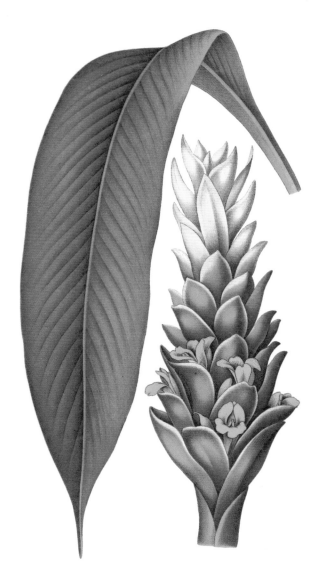

小黃瓜　Cucumber

Curcuma longa

一年生的蔓生植物，原生於印度，有著黃
色漏斗形花朵，花謝會長出細長的果實。

使用部位：果實、種子。

傳統用途：小黃瓜的種子可做為利尿劑，
並用來治療黏膜炎，以及腸道和泌尿相關
疾病。中醫裡，會使用小黃瓜的葉、莖、
根，做為止瀉、解毒的配方。

藥用研究：科學研究指出，小黃瓜具有抗
氧化、抗糖尿病、降低膽固醇的功效，另
有研究在探討小黃瓜種子預防潰瘍的潛在
作用。此外，小黃瓜也會用在保養品上。

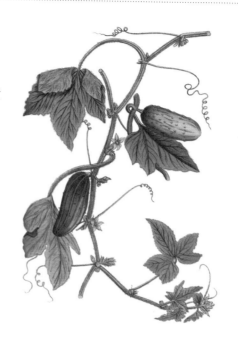

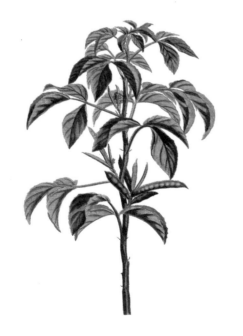

瓜爾豆　Guar bean, cluster bean

Cyamopsis tetragonoloba

印度是主要種植產區，做為飼料作物，
不過美洲和澳洲部分地區也有在種植。

使用部位：種子（胚乳）。

傳統用途：主要是做為食物，但瓜爾豆
在印度也當作瀉藥使用，此外也用於治
療胃潰瘍和糖尿病。

藥用研究：由於可降低血糖濃度，也能
對胃排空作用（食物能多快離開胃部）
起到作用，所以瓜爾豆膠會用來控制糖
尿病，也用來控制高膽固醇的狀況。此
外，因具有黏稠特性，所以也用於藥片
和懸浮劑的配方。

榲桲　Quince

Cydonia oblonga

像灌木的落葉喬木，來自於亞洲西南部。
耐霜凍，需在低於7℃的寒冷氣候裡，才
能開出白粉色的花朵。果實可食，外形像
小西洋梨，成熟時呈金黃色。

使用部位：果實、葉子、種子。

傳統用途：榲桲的果實用於腹瀉、心血管
疾病和緩解胃痛，葉子則用來治療糖尿
病。把種子浸泡於水中可取得凝膠，可塗
抹在乾裂的嘴唇上和口腔潰瘍處。

藥用研究：現已有研究，評估榲桲做為心
血管疾病和糖尿病的治療效用。

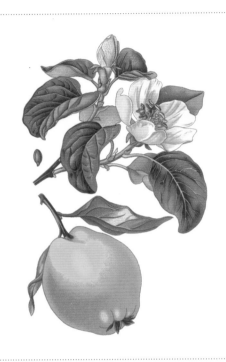

檸檬香茅　Lemon grass

Cymbopogon citratus

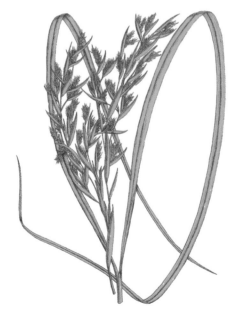

來自南亞，屬於生長快速的熱帶草類植物，葉子有
著芳香氣味；也可製作成漂亮的裝飾品，為香草花
園或各式器皿增添美感。喜陽光，在大多數的土壤
類型中皆可生長。

使用部位：葉子。

傳統用途：據悉，葉子具有助眠功效，也有抑制黏
膜炎、抗癲癇的作用。精油則用來處理腸胃脹氣
用，亦做為陣痛劑和抗菌劑，也用於退燒。至今，
香藥草療法和順勢療法依然有在使用檸檬香茅。

藥用研究：實驗室研究顯示，從葉子萃取出來的精油
裡，有像是香茅醛（**citronellal**）和香葉醇（**geraniol**）
的化合物，可解釋部分傳統用途的原因。

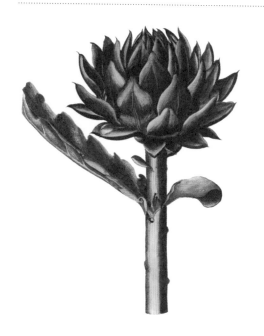

菜薊 Cardoon
Cynara cardunculus

多年生草本植物，高大的薊類植物，夏末會有淺裂的灰毛葉片、紫色圓形花頭，另外還有觀賞用品種。

使用部位：（開花前的）葉子。

傳統用途：傳統上，葉子會用來治療肝臟、膽囊疾病、肝炎、動脈硬化和糖尿病。此外，香藥草療法則會使用葉片萃取物來治療消化和泌尿道相關問題。

藥用研究：洋薊素（cynarin）是一種從葉片中分離出來的化合物，可刺激分泌消化液，特別是膽汁的分泌。臨床試驗證明，洋薊素可降低血脂肪。

芫花 Daphne
Daphne genkwa

原生於中國，生長緩慢的常青林地灌木，冬末至早春會開出芳香的紫色花朵，矮小品種很適合造景花園。

使用部位：花蕾。

傳統用途：芫花為有毒植物，列屬五十種基本傳統中藥材，用來調理像是關節炎等各種不同的疾病，以及舒緩疼痛之用。

藥用研究：從芫花可分離而出二萜類（diterpenoid）化合物，現今的研究關注則落在這個化合物的抗癌活性。

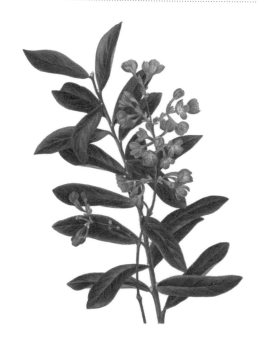

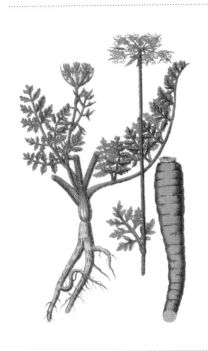

胡蘿蔔　Carrot

Daucus carota

兩年生植物，來自於伊朗，夏末會有傘狀的
白色花簇。野生的胡蘿蔔很結實，有著紅紫
色的根，這是因為內含花青素的關係，而栽
種的橘色胡蘿蔔也有培育出此類花青素。喜
陽光，偏好排水良好的肥沃土壤。

使用部位：根部。

傳統用途：傳統上會食用根部來刺激腦下垂
體分泌，治療線蟲感染、痛風、風濕、膀胱
炎和泌尿道疾病，此外胡蘿蔔的利尿功效也
認為有助於調理腎臟疾病。

藥用研究：根部萃取物具有抗菌活性，可解
釋用於治療泌尿道感染的作用。

播娘蒿　Flixweed, the wisdom of surgeons

Descurainia sophia

一年或兩年生，常見於世界各地的荒地和路
邊，已歸化成為雜草。可見於英格蘭東部的輕
質土壤，初夏會開出黃色花朵。

使用部位：花朵、葉子、種子。

傳統用途：因具有治療功效，所被稱為「外科醫
生的智慧」（the wisdom of surgeons）。花朵
和葉子用於治療慢性咳嗽、喉嚨痛、哮喘、心
臟疾病、發燒、痢疾、燒燙傷。種子用來製做
成滋補品，用於發燒、支氣管炎、哮喘、燒燙
傷、坐骨神經痛。至今，播娘蒿仍用於治療牙
痛和咳嗽的香藥草。

藥用研究：種子萃取物顯示具有抗菌活性。

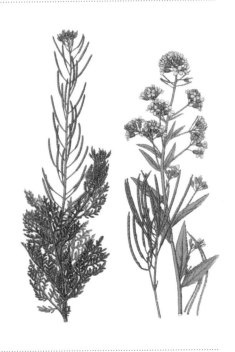

勁直續斷　Perennial teasel

Dipsacus inermis

多年生草本植物，來自亞洲，生長於樹林和溪流附近。莖葉多刺，夏季至初秋之際，會開白黃色轉紫色的花朵；也是鳥類來到花園尋覓種子的好來源，此外花苞不會謝，可用於花藝展示上。

使用部位：地上部。

傳統用途：國際間的民俗療法都用它來治療萊姆病（Lyme　disease）、纖維肌痛、癌症和骨折，而傳統中醫則用做為肝臟疾病的滋補品。

藥用研究：有線索指出，勁直續斷可治療癌症和阿茲海默症，因此有越來越多的相關研究陸續出現。

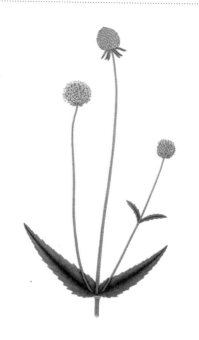

印度海蔥　Indian squill

Drimia indica

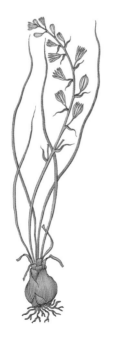

多年生草本植物，春季開花，以鱗莖方式種植，葉長，有著黃白色的鐘形花朵，原生於亞洲和非洲部分地區。

使用部位：鱗莖、葉子。

傳統用途：萃取物用來做為化痰藥，塗抹於腳底可緩解灼熱感和除疣，也用來治療心臟病、支氣管炎、哮喘、百日咳、水腫。

藥用研究：印度海蔥含有有毒的強心苷，具有強烈的利尿作用，並可減緩、降低心跳數。科學研究結果支持印度海蔥的部分傳統用途，但得在專業人士的指導照料之下服用。

槲蕨、骨碎補　Gu-Sui-Bu

Drynaria roosii

蕨類植物分布於中國、中南半島、臺灣、泰國。

使用部位：根莖。

傳統用途：也時常記述成同義詞Drynaria fortunei（槲蕨）；此傳統中藥會用來調理骨質疏鬆症之類的骨骼疾病，以及心臟疾病、發炎症狀、風濕相關疾病。

藥用研究：部分研究指出，槲蕨根莖的成分與製作而成的處方，可能可以促進骨細胞生長、強化骨礦物質密度。此外，槲蕨根莖裡的成分也可能具有類似雌激素的功能。不過，仍需更多研究來探討槲蕨對骨質疏鬆症的潛在益處。

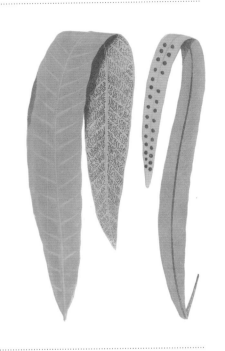

鱗毛蕨　Male fern

Dryopteris filix-mas

落葉或半常青的蕨類植物，分布於歐亞大陸、北美洲、南美洲。因其美麗的葉子，以及耐寒、抗旱的特性，所以很適合種在花園裡。此外，不同的品種有著不同的葉子和蕨葉形狀。

使用部位：根莖（和葉基）。

傳統用途：傳統上會用鱗毛蕨來治療條蟲和肝吸蟲的問題，也會用來緩解疼痛和發炎症狀，以及退燒用。另外，除了用來控制出血，也會當作軟膏塗抹在傷口上。

藥用研究：鱗毛蕨毒性很大，所以已不再應用於醫療上。但有些研究指出，鱗毛蕨具有抗真菌的功效。

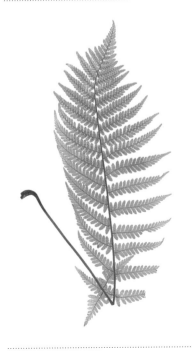

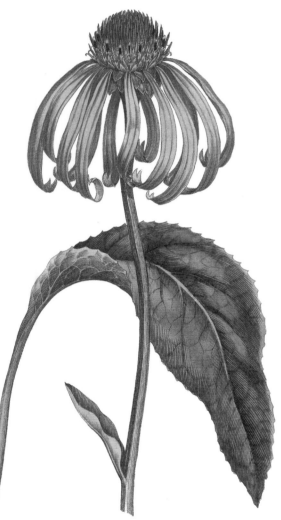

紫花紫錐菊   Echinacea, cone flower
Echinacea purpurea

多年生植物，來自北美洲東部，有著像雛菊般的紫色花朵，帶有蜂蜜香氣。花朵中心是橘褐色的。由於外觀帶刺，所以名字是從希臘文echinose（意指刺蝟）衍生而得。

使用部位： 地上部、根部。

傳統用途： 數百年來，紫花紫錐菊、狹葉紫錐菊（E. angustifolia）、淡紫花紫錐菊（E. pallida），因為據稱具有抗感染和抗毒的功效，所以一直用於醫療。紫花紫錐菊製作而成的處方，可用來治療肌膚疼痛的症狀，如癤子和各種傷口；也用來醫治蛇咬、口腔發炎、扁桃腺炎。此外，人們還認為紫花紫錐菊可以緩解感冒、流感、發燒症狀。至於根部，則是用於痔瘡、白喉，同時據悉還擁有催情的功效。

藥用研究： 目前對紫花紫錐菊的研究關注，乃集中在刺激免疫系統的潛力功效上，特別是可以預防感冒、流感發作的可能效用。科學研究指出，紫花紫錐菊調製而成的處方可調節免疫系統功能，同時也具有抗病毒、抗菌、抗真菌、抗發炎功效。人體臨床實驗裡，紫花紫錐菊調製而成的處方則展現出有益效果，說明可能可預防呼吸道感染。不過，得是高品質的紫花紫錐菊才含有已知的化學成分，所以還需要更多採用此類高品質植株的研究，才能確認紫花紫錐菊對感冒和流感的潛在益處。

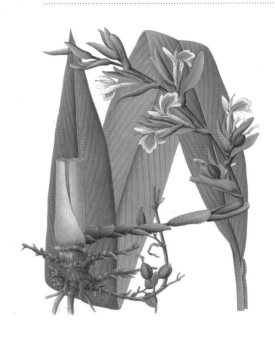

小豆蔻   Cardamom
Elettaria cardamomum

多年生芳香香料，分布於印度南部和亞洲部分地區。

使用部位：種子。

傳統用途：種子與其他香藥草搭配，可做為補充的「矯正藥物」（corrective remedy）。傳統認為種子可產生「讓人滿足但不會過熱的溫暖感」，可用來治療消化不良、腹絞痛、腸胃氣脹。此外，據稱對頭部疾病也很好。

藥用研究：小豆蔻的種子用來調配成緩解腸胃氣脹的處方，也用於烹飪調味，為食物增添辛辣但香甜的溫暖風味。

狗牙根、匍匐冰草   Couch grass
Elymus repens

多年生的草本植物，原生於歐洲和亞洲。具匍匐的根莖，可於大多數的土壤類型中生長。狗牙根被認為是屬於雜草的外來入侵種，不過可種植於砂質土壤，以防土壤侵蝕；開花期是夏季。

使用部位：葉子、根部。

傳統用途：傳統上，歐洲部分地區會用來治療發燒、喉嚨痛、泌尿道感染、痛風、風濕。貓和狗會吃狗牙根的葉子來催吐，而香藥草師則會用來治療泌尿道感染和喉嚨痛。

藥用研究：根莖的黏液（膠狀樹液）備受重視，因為實驗顯示它具有抗發炎活性。

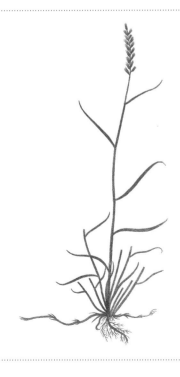

分叉麻黃、雙穗麻黃、海葡萄　Sea grape, shrubby horsetail
Ephedra distachya

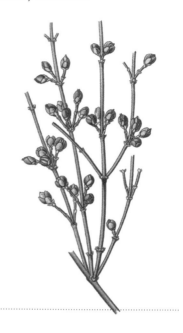

常青灌木，莖偏藍綠色，歐洲南部至西伯利亞一帶均可見其蹤跡；又部分麻黃屬（Ephedra）品種已培育成地被植物。

使用部位：莖部。

傳統用途：傳統中藥會用來治療腎虛的毛病。數個麻黃屬品種已運用來處理咳嗽、感冒、發燒的症狀，也用來緩解哮喘、肌膚紅疹、花粉症、風濕病。

藥用研究：麻黃屬品種含有麻黃生物鹼（alkaloids ephedrine）和假麻黃鹼（pseudoephedrine），已用來開發製成緩解鼻塞的藥物，不過可能會引起不良反應，因此列為限制用藥。

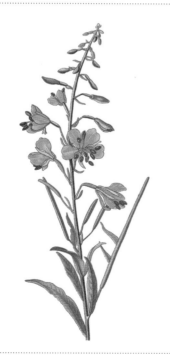

柳蘭　Rosebay willowherb
Epilobium angustifolium

多年生的歐洲草本植物，筆直的莖，上頭有柳狀葉和粉紫色花朵。根橫向生長且低矮，所以散播速度快。也因為出現在荒地和林地空曠處，所以被認為是一種雜草。通常種在有遮蔽或開放的地點，如草地，可做為蜜源植物。

使用部位：葉子、根部。

傳統用途：傳統會用來治療百日咳、哮喘、脹塊、瘰子、癰（carbuncle，肌膚化膿壞死的發炎症狀），又葉子會製成膏藥治療傷口。

藥用研究：實驗室研究顯示，柳蘭的萃取物具有抗發炎活性。

問荊、馬尾草　Horsetail

Equisetum arvense

多年生草本植物，來自於北極和北半球，主導著約三億年前的石炭紀的植物。具有可孕育的孢子莖，產孢期在春初，生長在地下，隨後會凋零，但不具繁殖作用的綠莖會在整個夏天持續生長，像雜草一樣蔓延，形成茂密的葉片地毯。

使用部位：地上部。

傳統用途：傳統上會用來治療凍瘡、結膜炎、傷口、皮膚病，還有強化指甲，也製成可處理口腔和牙齦發炎的漱口劑。此外也用於治療腎臟、泌尿道感染、腹瀉、結核病、流感、痔瘡、風濕、痛風。至今仍是廣泛應用的香藥草，用來治療泌尿道感染。傳統中醫則是用於退燒，以及治療流感、腫塊、痔瘡。

藥用研究：雖說問荊的相關應用有段很長的歷史，但仍缺乏臨床資料支持相關用途。不過，實驗室研究指出，問荊具有抗菌活性，且針對其他木賊屬（Equisetum）品種的研究資料也顯示它具有利尿的活性。目前尚不清楚哪些因素會影響植株內的化學成分變化，而成分變化則是會影響藥效。

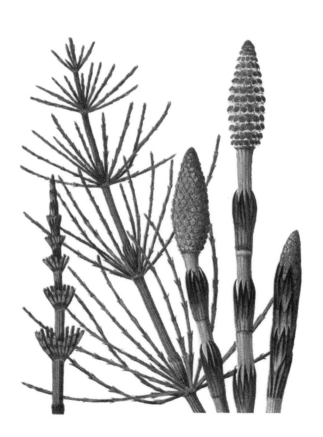

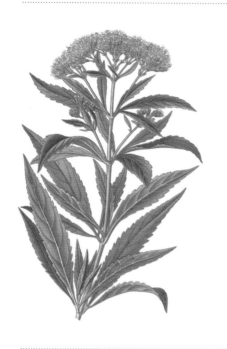

大麻葉澤蘭　Hemp-agrimony
Eupatorium cannabinum

多年生的歐洲草本植物，種植做為觀賞用蜜源植物，從夏季到秋季都會有紅色的莖和淡白色的花朵。

使用部位：地上部、根部。

傳統用途：製成滋補品，用以淨化血液、治療流感、發燒、黃疸問題。外用的部分，則是用來治療輕微的皮膚感染、出血、瘀傷、傷口。根部則做為瀉藥、利尿劑，並用來治療便祕。至今，順勢療法仍用大麻葉澤蘭製成治療流感的酊劑。

藥用研究：植株含有毒的吡咯聯啶生物鹼（pyrrolizidine alkaloid），具有抗發炎、抗氧化的功效。

蕎麥　Buckwheat
Fagopyrum esculentum

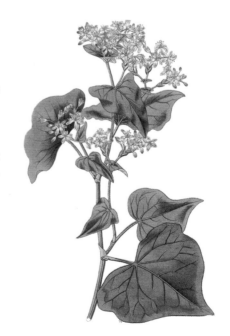

一年生植物，有著一簇簇芬芳的粉白色花朵，會結出可食用的種子；另可做為綠肥使用。

使用部位：地上部、去殼種子。

傳統用途：浸泡的汁液可用來治療麥角中毒（St Anthony's fire，麥角生物鹼）和其他皮膚感染引發的紅疹，與白脫牛奶（buttermilk）和麵粉一起調製而成的膏藥被認為可以「恢復哺乳的乳量」。蕎麥的地上部則是會搭配其他香藥草，用來處理血液循環問題。

藥用研究：數種潛在的健康益處，如降低膽固醇，皆與去殼的蕎麥種子有所關聯；另外，蕎麥的抗癌、抗糖尿病、抗發炎的功效皆引發研究關注。

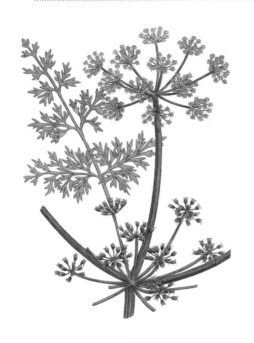

阿魏　Asafoetida

Ferula assa-foetida

多年生草本植物，可見於亞洲西部、伊朗、阿富汗各地的沙漠。生長在乾燥、砂質、開闊的區域，夏季會有一簇簇的綠白色花朵。

使用部位：地上部、根部。

傳統用途：用於治療腸胃氣脹、便祕、哮喘、支氣管炎、百日咳，並促進消化。一九一八年西班牙流感大流行期間，阿魏也是用來醫治的處方。此外，阿育吠陀醫學也用來促進消化、治療血壓問題。

藥用研究：有些科學研究資料，支持阿魏的抗病毒用途；也有臨床實驗結果支持把阿魏用於治療腸躁症。

無花果　Fig

Ficus carica

原生於中東，生長在灌木叢和岩石之間炎熱乾燥的土壤裡。耐旱，栽種時最好連根部一起種植，且最好還可以靠牆生長，在溫暖的環境條件下會結果。

使用部位：果實、莖部乳膠。

傳統用途：傳統上會食用無花果的果實來幫助消化，或是做為溫和的瀉藥，以及治療疲勞、內痔、外痔、痛風，且外部敷用還可調理傷口。莖部裡頭的乳膠可用來去除疣和去除雞眼。此外，無花果的糖漿至今仍用來做為緩解短暫偶發的便祕問題。

藥用研究：實驗室研究顯示，無花果的乳膠和果實皆具有廣泛的藥用功效。

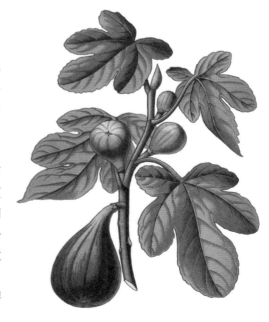

香藥草書籍的歷史

有關使用植物來治療調理人體的文字記錄，可追溯到五千年前的美索不達米亞（Mesopotamia）南部，蘇美人（Sumerians）在泥板上記下曾使用過的植物。中國於西元前兩千五百年左右，則有以文字記下口頭傳承的藥用植物知識《神農本草經》。印度醫學部分，約在四千、五千年前，古典梵文文獻則記載了早期植物的運用情況。

歐洲的話，早期的香藥草記錄都是以希臘文或拉丁文撰寫而成。佩丹尼歐斯・迪奧斯克里德斯（Pedanius Dioscorides，40-90），和艾利余斯・卡列奴斯（Aelius Galenus，131-200），兩人都是羅馬軍隊雇用的希臘外科醫生，合力完成的香藥草書確立了《藥物論》（materia medica，有關醫學療法的專著），而迪奧斯克里德斯的香藥草書更被認為是所有現代藥典的先驅。後來，菲利浦・霍恩海姆（Philip van Hohenheim，1491-1541），又名帕拉塞

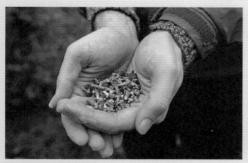

切成丁的北美金縷梅枝條（詳見第98頁）。

爾蘇斯（Paracelsus），這位熱衷園藝的瑞士醫生，重新拾起迪奧斯克里德斯和卡列奴斯這兩位前人在藥效形象說（the Doctrine of Signatures）發展出來的一些概念。爾後，瑞士醫生帕拉塞爾蘇斯提出「大自然每次的生長……都標記了其特徵和療效」的觀念，也就是植物的外觀說明了它的藥用用途。用來治療黃疸的藥草通常都會有黃色花朵；會拿有心形花瓣的三色堇來心臟疾病。

來到英國，修道院長期以來都是香藥草的守護者；不僅翻譯經典的香藥草書籍，也會開立香藥草藥方。一五九七年，從事園藝的藥草學家約翰・傑拉德翻譯了法蘭德斯（Flemish）醫生倫伯特・多多恩（Rembert Dodoen）的香藥草書，出版譯作《香藥草—植物通史》（The Herball, or generall historie of plantes）一書。另外，既是醫生也是植物學家又相當熱衷於占星術的尼可拉斯・寇佩珀（Nicholas Culpeper），於一六五三年出版《英國醫生》（The English Physician，現今取名為《寇佩珀的香藥草全書》，Culpeper's Herbal），書中再次介紹植物、疾病與黃道十二宮（星座）可能產生的關聯。

到了十六世紀後期，人們對疾病與治療有了進一步認識，需要更多有證據為基礎的藥草書籍，因此誕生了現代藥典。

旋果蚊草子、繡線菊 Meadowsweet, mead-sweet

Filipendula ulmaria

由於旋果蚊草子能用來幫蜂蜜酒（mead）
調味，所以才會有「蜂蜜酒甜」（mead-
sweet）的俗稱，又因為婚禮上會使用旋果蚊
草子奶白色般的雲狀花朵來裝飾，所以也稱
為新娘草（bridewort）。花朵乾燥過後，蜂
蜜杏仁般的香味會更加濃郁，因此也是很受
歡迎的室內芳香草本植物（詳見第219頁）。
屬類學名曾是繡線菊（Spiraea），正是第
一個大規模生產的藥物阿斯匹靈（aspirin）
取名的源頭。阿斯匹靈是從化合物水楊酸
（salicylic acid）製成，而水楊酸則是從繡線
菊和白柳中分離出來的，這兩種植物都可用
來抑制發炎，緩解風濕性關節痛、肌肉相關
疾病，也用於退燒。

現今，繡線菊是用於消化系統的香藥草，主
要用來做為胃食道逆流（胃灼熱）的制酸
劑，降低胃潰瘍的風險。其抗腸道發炎的效
果，可能有助於改善腸躁症，也可用於緩解
腹瀉。不過，近期鮮少有關於繡線菊的藥用
功效之科學研究。

生長：喜歡潮濕肥沃的土壤，最好是黏土或
是壤土，全日照或部分遮蔭處。

採收：夏季出太陽的日子可採收花頂部，摘
下後放置於戶外，讓飛蟲自行離開花朵。春
季開花前，可採收葉片。

提醒：對水楊酸鹽（salicylate）敏感者，應
避免使用。

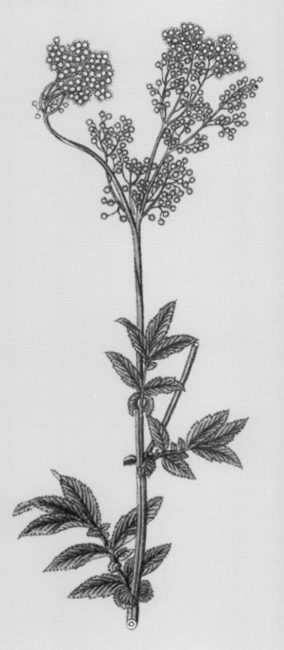

繡線菊酊劑

酊劑是一種植物酒精萃取液，可濃縮保存植物的活性化學物質。取5ml（1茶匙）與水混合，餐前服用、每日二至三回，以緩解胃食道逆流和腸躁症的症狀。烘烤蛋糕或布丁時，可用來取代杏仁香精。

50 g乾燥的繡線菊花朵

300 ml白蘭地，酒精濃度25%～40%

另需要：碗、量杯、消毒過的有蓋寬口瓶、寬口漏斗或是三角紙漏斗、乾淨的棉紗布、消毒過的有蓋瓶罐

1. 把花朵捏碎成小塊，置於碗中，再使用寬口漏斗或三角紙漏斗，把捏碎的花朵放入消毒過的寬口瓶。

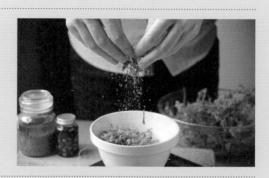

2. 在寬口瓶中倒入白蘭地，蓋緊蓋子，充分搖勻；得隨時添加白蘭地，確保液體覆蓋過碎花朵。

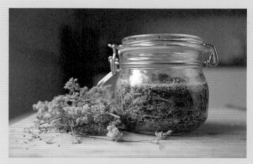

3. 放置於陰涼不見光的地方，浸泡一個月。每二到三天就要轉動一次瓶子，並確保白蘭地的量有覆蓋過碎花朵。一個月後，將漏斗鋪上棉紗布，把浸泡液過濾倒入消毒過的有蓋瓶罐，密封保存最多兩年。

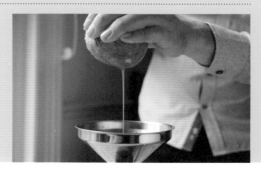

茴香 Fennel

Foeniculum vulgare

十二世紀，本篤會修女聖賀德佳·馮賓根（Hildegard von Bingen）給茴香的記述是「對所有人有益，無論是健康還是生病的都很有幫助……讓人感到愉快，可幫助適當排汗、帶來溫暖，有利於消化」；還建議與其他藥草搭配，用於潰瘍、視力模糊、睡眠不佳，並可用來洗滌痠痛的眼睛。印度人時常於飯後食用茴香籽，目的是保持口氣清新和幫助消化。同時，歐洲藥草師也建議食用茴香來減少腸胃脹氣，也有益於減肥。

其實，茴香的「籽」含有兩顆種子。據稱，可做為催情劑、讓乳房變大，至今歐洲和中國哺乳中的女性，還常會用來刺激乳量。茴香含有植物雌激素，這或許解釋了這項傳統用途。

茴香籽還可用來製作許多不同的烈酒，包括苦艾酒和茴香酒；調酒時，由於茴香的成分，在加水後會出現白濁的效果。至於茴香是能刺激還是抑制食慾，參考文獻各有不同的解釋，但用茴香製成的飲料既可是開胃酒、也可是餐後酒。

生長：喜全日照、排水良好的土壤，可能是來自於地中海。美國加州、紐西蘭、澳洲等地皆廣為栽種，但被認定為外來入侵物種（植物）。

採收：待種子變成棕色之後，再行採收。

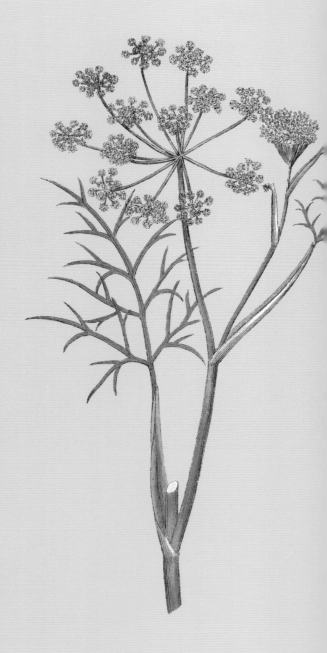

茴香酊劑

自己在家裡製作這款簡單的浸泡酒，然後觀察看看效果是刺激還是抑制胃口。每天兩次、每次取5 ml（1茶匙）與水混合，用以改善消化、減少腸胃脹氣。

40 g茴香籽

200 ml伏特加，或是其他酒精濃度40%的無調味烈酒

另需要：料理秤、杵和臼、消毒過的有蓋寬口瓶、寬口漏斗或是三角紙漏斗、量杯、棉紗布、小滴管瓶

1. 用杵和臼，或是香料研磨機來研磨茴香籽，接著使用寬口漏斗或三角紙漏斗，把磨好的粉末倒入寬口瓶內，再倒入伏特加後，蓋上蓋子。

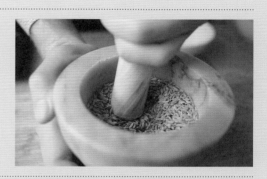

2. 靜泡一個月，每兩到三天就要轉動、搖晃瓶身。

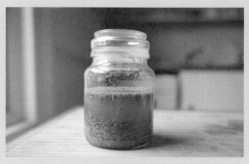

3. 將漏斗鋪上棉紗布，把浸泡液過濾後裝入各個小滴管瓶，最多可保存兩年。

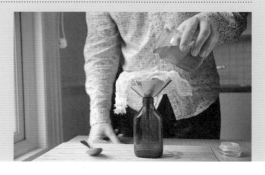

連翹　Weeping forsythia
Forsythia suspensa

來自中國，耐寒的典雅落葉灌木，枝條向外生長、懸垂而下，春季會開出滿滿的金黃色花朵。

使用部位：果實、葉子、根部。

傳統用途：列屬五十種基本傳統中藥材，果實用來治療腸道寄生蟲、癤子、皮膚感染，以及調理月事。葉子用於喉嚨痛、高血壓、乳癌、腹瀉，根部則用於感冒、發燒、黃疸病症。

藥用研究：研究已證實，連翹具有抗發炎、抗腫瘤、抗菌的功效，至於傳統用途尚需臨床實驗進行評估。

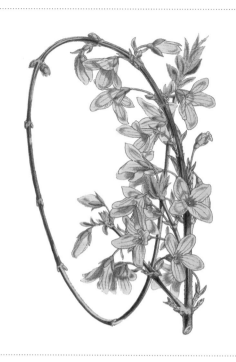

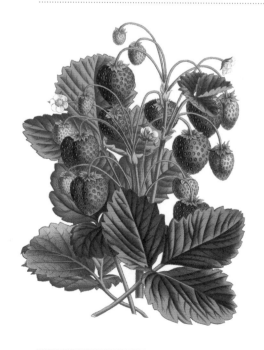

野草莓　Wild strawberry
Fragaria vesca

多年生植物，可見於歐洲和北美洲的草原和樹林。春季開白色花朵，接著會結成可食用的紅色小型果實，也是很棒的地被植物。

使用部位：果實、葉子。

傳統用途：民俗療法用做為瀉藥、利尿劑，據稱漿果可治療痛風，而葉子則有助於改善痢疾。藥草學家寇佩珀（詳見第81頁）指出，野草莓「特別有益於治療許多疾病」。

藥用研究：野草莓的果實具有抗氧化功效，研究也指出對於抗癌、預防血液阻塞能起到作用。此外，用葉子調製而成的處方，已證實可調節心臟功能。

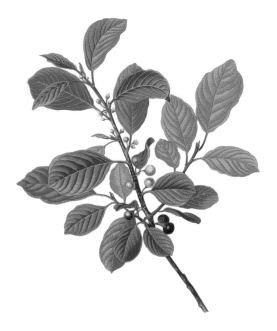

歐鼠李　Alder buckthorn
Frangula alnus

原生於歐洲和部分亞洲地區，歐鼠李生長於潮濕的沼澤土、樹籬、荒野之地、河流旁。在暴露到空氣後，棕色樹皮就會轉變成黃色。初夏會開小型的綠白色星形花朵，接著會結出紅色至黑色的漿果。

使用部位：樹皮（內部）。

傳統用途：用於皮膚發炎，也用做為瀉藥，以及治療糖尿病。

藥用研究：內含蒽醌苷（anthraquinone glycosides），是可用做為瀉藥的化合物。臨床研究資料結果，支持用來短期治療便祕問題，以及X光攝影檢查前的腸道排空用途。

球果紫菫　Fumitory
Fumaria officinalis

一年生草本植物，原生於歐洲。整個春季和夏季，莖上都會有灰綠色的葉子，以及粉紅色的紫色小花。

使用部位：葉子、乳膠般的樹液。

傳統用途：用來治療肌膚疾病和眼部疾病、淨化腎臟，以及緩解頭痛、肌肉痛、膽囊疼痛。香藥草師也會用來調理各種不同的毛病，包括消化不良、膽囊和肝臟方面的病症。

藥用研究：乳膠般的樹液富含異奎啉生物鹼（isoquinoline alkaloids），可能具有毒性，所以得小心服用。實驗室研究結果。支持了部分傳統用途，但仍缺乏臨床研究的佐證。

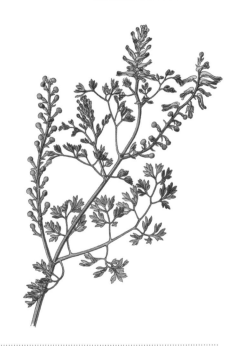

豬殃殃　Cleavers, goosegrass

Galium aparine

原生於歐洲、非洲北部和亞洲，現已在世界
多數地區歸化成為雜草。常見於花園的樹
籬、田間周圍、荒廢區域。匍匐莖上布滿鉤
毛，會沿著地面和其他植物生長新枝，早春
到夏季則會開星形白綠色的小花。

使用部位：地上部。

傳統用途：做為治療皮膚病膏藥的傳統用途
有著悠久歷史，涵蓋了各種傷口、燒燙傷、
濕疹、牛皮癬。萃取物有助於利尿、退燒，
也可做為失眠、淋巴腺熱、扁桃腺炎、膀胱
炎、癌症的滋補品。果漿的部分，則是用於
緩解有毒的叮咬和蜇傷。香藥草師會用來調
理多種不同的疾病，譬如當其他治療都對腿
傷起不了效果時，就會改用豬殃殃製成的膏
藥；若遇上免疫抑制患者，更會選用豬殃殃
的處方。膏藥製作得使用新鮮材料，然後直
接把膏藥塗抹於需要的區域。

藥用研究：豬殃殃含有許多不同的化合物，
分別稱為香豆素（coumarin）、環烯醚萜
類（iridoids）、黃酮類（flavonoids），可
用以解釋其部分藥用用途。不過，仍需要進
一步實驗室與臨床研究資料，才能全面評估
有效萃取物內所需的化合物組成。

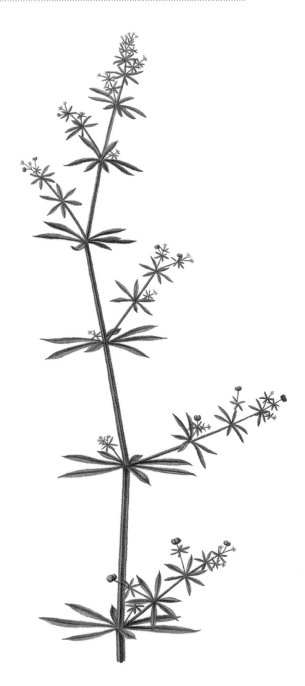

山黃梔　Gardenia

Gardenia jasminoides

常青喬木或灌木，來自於中國和日本。葉子有光澤，夏、秋兩季會開芳香的白色大花朵。

使用部位：果實。

傳統用途：亞洲會使用山黃梔來緩解類風濕性關節炎的腫脹，治療焦慮、躁動、抑鬱、失眠，也用於血液解毒、止血、促進傷口癒合，而西方則會用來消炎。由於梔子油具有鎮定作用，因此有些芳香療法師會用來緩解焦慮和神經緊張。

藥用研究：近期研究顯示，山黃梔可能具有抗憂鬱的功效。

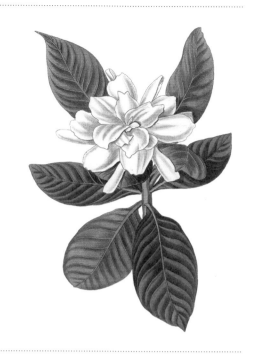

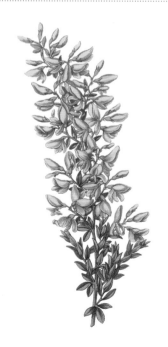

染料木　Dyer's greenweed

Genista tinctoria

落葉灌木，培育做為花園觀賞植物的品種繁多。春季至初夏會開黃色豌豆狀的花朵，接著會結出帶有光澤的綠色長形種莢。生長於全日照、排水良好的貧瘠土壤裡，可調和土壤中的氮，可說是很有用處的植物。

使用部位：地上部花朵中的部位。

傳統用途：用利尿、催吐，也用來治療循環問題、水腫、風濕、痛風，現今也依舊來調理包括肌膚疾病在內的各種毛病。

藥用研究：一八九九年，染料木裡分離出名為金雀異黃酮（genistein）的化合物，經過科學實驗證明，此化合物在藥理學上具有廣泛的功效。

歐洲黃龍膽　Gentian, yellow gentian

Gentiana lutea

多年生草本植物，有著星形黃色花朵，廣泛分布於溫帶地區。

使用部位：根部。

傳統用途：由根部製成的苦味滋補品，有助於改善疲憊體虛的身體狀況。據稱，龍膽根可幫助消化、促進食慾，也可調理「婦女虛弱」、癆病，並做退燒用。十七世紀的藥草學家尼可拉斯‧寇佩珀（詳見第81頁）表示，歐洲黃龍膽「可舒緩心臟，預防昏厥暈倒」，此外也認為英國本土的歐洲黃龍膽「通過多位醫師的經驗認可，其功效不亞於海外」的歐洲黃龍膽。至於龍膽根可治療寄生蟲問題，以及「瘋狗、毒獸咬傷的傷口」。

藥用研究：關注多落在使用歐洲黃龍膽來緩解消化不良，有些研究則指出歐洲黃龍膽可能有助於改善消化不適和胃灼熱（消化不良）的症狀。此外，也可能對食慾不振和便祕有些用處。另有些研究在探討歐洲黃龍膽來治療胃腸發炎的潛在功能，以及抗氧化、抗發炎和抗癌的效果。

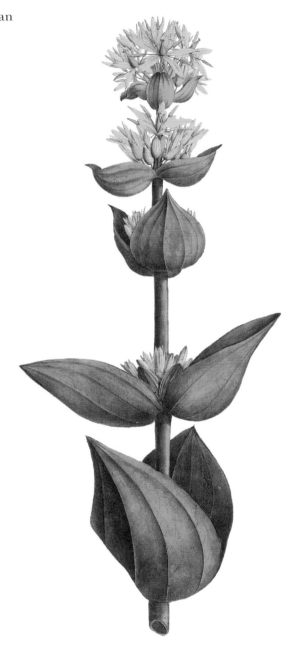

銀杏、公孫樹　Ginkgo, maidenhair tree
Ginkgo biloba

原生於中國，在歐洲已有三百多年的栽培歷史。銀杏樹可追溯到兩億七千萬年以前，乃是現存最古老的樹種，往往被稱為活化石。種子植物之中，銀杏的扇形葉可說是獨一無二，葉片上的葉脈呈放射狀，秋季會轉為金黃色。相當能抵禦風雪，但不喜遮蔭處。

使用部位：葉子、種子。

傳統用途：中藥使用銀杏種子的歷史可追溯到西元兩千八百年以前，用來治療咳嗽、哮喘、膀胱疾病。葉子則用來治療心血管疾病、肌肉退化，以及高山症。

藥用研究：葉片萃取物含有22%至27%的類黃酮苷（flavonoid glycoside）活性化合物，自從一九六〇年代起，歐洲部分地區便拿來銷售做為強化認知功能的膳食補充食品。臨床研究使用銀杏葉片萃取物治療痴呆症和阿茲海默症，但結果卻是好壞並存，差異原因可能是萃取物內的活性化合物濃度不同所致。就目前來說，越來越多的關注著重於銀杏萃取物的使用，其化合物起到治療心血管疾病的作用為何。

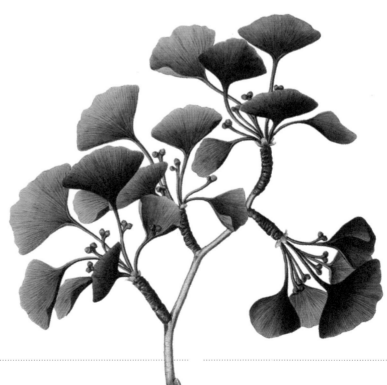

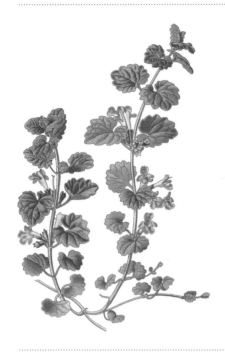

金錢薄荷　Ground ivy
Glechoma hederacea

多年生匍匐植物，四季常青，有著芳香的氣味，來自於歐洲和亞洲西南部。春季會開出藍紫色的漏斗形花朵，喜歡潮濕的遮蔭處，但也耐陽光照射。草坪上時常可見，頻繁除草也可存活。

使用部位：地上部。

傳統用途：歐洲地區用來治療眼部疾病、耳鳴，以及腎臟、肝臟、呼吸道、泌尿道相關疾病，同時也是發燒、感冒、咳嗽的滋補品。此外，香藥草師會開立金錢薄荷做為溫和的化痰、消化的處方。

藥用研究：雖有實驗室研究成果支持傳統用途，但仍缺乏臨床研究資料。

大豆、黃豆　Soya bean; soy bean
Glycine max

一年生植物，原生於亞洲，有著白色、淡紫色或是粉紅色的花簇。

使用部位：種子。

傳統用途：主要做為食品，而中國的大豆種植記錄更可追溯到西元前十一世紀。

藥用研究：大豆種子含有異黃酮，這個化合物具有類似雌激素的效用。長期以來的研究關注，皆落在使用大豆異黃酮來緩解更年期症狀，以及維繫心臟健康。此外，大豆異黃酮對於預防癌症和增進記憶力的功效，同樣也引發關注，而豆漿也會用來替代牛奶。

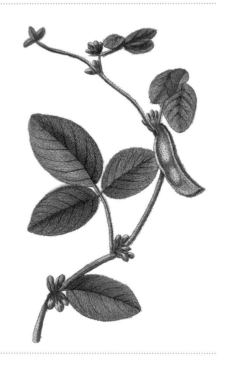

傳統醫學體系

幾百年以來，人類已廣泛探索了植物的療效與毒性，而且傳統知識逐代傳承，也記錄成為古代典籍和《藥物論》（醫學療法專著），以及多本藥典（成為藥劑特性與品質的標準）。這些文獻記錄也為我們提供有關植物做為醫療用途的指引，同時文獻也常會包含植物的描述和識別用的分析測試。

傳統中醫的相關記錄可追溯到將近五千年以前，相關古代典籍則包括兩千多年前編纂而成的《神農本草經》；記載了三百多種處方，現行的《中華人民共和國藥典》則是記述了兩千多種中藥處方。傳統中醫這套系統，原理是架構在修復身體內部的平衡上，即陰與陽，同時也要調節身體內部能量的流動，也就是氣。中醫會運用香藥草、藥材、針灸、飲食調理等方式，往往會搭配多種不同的香藥草，煮成湯藥服用。

其中最為出名的，當屬人蔘（Panax ginseng）的根部了。人蔘的應用記錄有超過兩千年之久，也用於許多不同的病症，其中包括與老化相關的症狀。直到現在，中醫已在世界各地廣受歡迎，英國、北美等地皆是如此。

亞洲還有更多不同的傳統醫學，其中又以印度為首，包含阿育吠陀醫學、希達（Siddha，源自印度南部的傳統醫學，印度最古老的醫學之一）、烏納尼（Unani，亞洲南部穆斯林文化的傳統醫學）。阿育吠陀醫學是一種古老的醫療系統，已有五千多年的應用歷史，會使用香藥草、礦物質、飲食調理和冥想等方式養生。最古老的書寫文本當中，有本《遮羅迦本集》（Charaka Samhita），歷史可追溯到西元前三百年以前，被視為現代阿育吠陀醫學的重要文獻。阿育吠陀醫學的香藥草中，廣泛使用了訶叻沙耶納（Rasayanas），認為具有延長壽命的效用，另外也很常會用到印度人蔘（Withania somnifera）。如今，阿育吠陀醫學的接受到越來越高，乃是維繫整體健康的養生方式。

世界各地還有非常多種傳統醫學系統；對於許多族群來說，植物仍然相當重要的藥物來源。

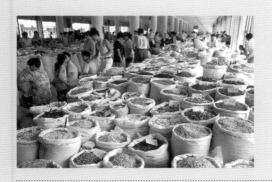

中國當地的市場裡，就可以找到各式各樣的傳統中醫香藥草。

光果甘草 Liquorice

Glycyrrhiza glabra

Glycyrrhiza這個字源自於古希臘文glykys（甜）和rhiza（根）。光果甘草的根部甜度，最高可比糖甜上五十倍，乃是許多傳統醫學中的重要香藥草，常在處方做為覆蓋苦味的用途，以掩蓋其他香藥草的苦味。傳統認為光果甘草具有緩和功效，可形成保護層，有助於緩解發炎症狀和疼痛感，因此會用在喉嚨痛和胃食道逆流上。此外，香藥草師會把光果甘草用做為化痰劑，幫助肺部排出黏液。研究室的實驗裡，光果甘草萃取物對數種病毒都能起到活性作用，用於治療口腔潰瘍方面，看來是有成功奏效的跡象。另有研究在探究光果甘草保護肝臟的功效上，而且日本已用光果甘草來治療慢性C型肝炎。

一九四〇年代，有位荷蘭醫生發現自己的病人，服用了當地藥房買來的光果甘草處方後，胃潰瘍竟然快速復原。這位醫師進而發現找到甘草甜素（glycyrrhizin）這項化學成分，接著也發展出卡變諾（carbenoxolone），成為一九六〇年代胃和十二指腸潰瘍的主要用藥。

生長：需要溫室的環境，全日照或些許遮蔭處，潮濕的鹼性砂質土壤，夏季會開淺藍紫色的花朵。

採收：初秋時，從主根上採摘根莖，左右兩側每年輪流交替採收。可直接摘下使用，也可於清洗後乾燥保存。

提醒：在沒有醫療專業人員的監督指導之下，光果甘草不可自行服用超過四週。有高血壓或是其他心臟疾病的人，皆不可使用。服用之前，務必先諮詢藥劑師。

光果甘草糖果

傳統治療喉嚨痛的香藥草，也就是把下
述材料與糖混合製成糖果，每天最多可
吃三顆，用來緩解喉嚨乾燥、沙啞或是
感染，最長可連續服用五天。加熱過程
易冒泡，因此可選用深鍋製作，並多加
留意。

1 kg糖粉

50 g乾燥的光果甘草根部

10 g洋茴香籽

250 ml水

500 g細砂糖

另需要：烤盤、小瓶子、深湯鍋、耐熱量杯、糖溫
度計、糕點刷、密封金屬盒

1. 首先要壓製出糖果的外形；用湯匙把
   糖粉舀入烤盤中，用雙手壓平，形成
   厚約3公分的糖層。接著用小瓶子的
   底部，按壓出糖果的窪洞。

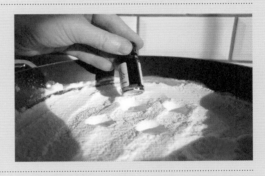

2. 在深湯鍋裡，放入光果甘草根部、洋
   茴香籽和水，蓋上鍋蓋，悶煮15分
   鐘。關火，靜置一小時。冷卻之後，
   把液體過濾倒入量杯。用中火讓液體
   和糖溶解在一起，每100ml的液體需
   加入200g的細砂糖，而鍋邊上剩餘的
   糖可用沾溼的糕點刷去除。

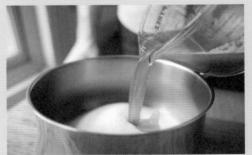

3. 把糖溫度計置入鍋中，仔細觀察煮沸
   起泡的狀況，溫度需達到150℃的「
   硬脆」（hard crack）程度。接著倒
   入量杯，然後趕緊再倒入糖粉模具
   裡。待其變硬後，存放於密封金屬
   盒，最久可保存一年。

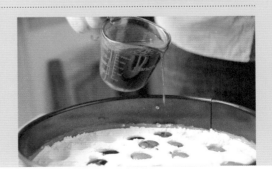

陸地棉　Cotton
Gossypium hirsutum

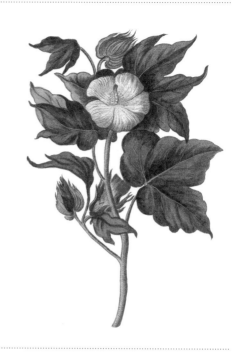

灌木植物，原生於中美洲和南美洲，有著大型的白色杯形花朵，開花期需要陽光。陸地棉的蒴果又稱為「棉鈴」，外頭覆蓋一層柔軟的毛，這些柔毛可紡成棉花。

使用部位：果實、根部。

傳統用途：根部又被稱為「婦女用藥物」，可緩解分娩痛楚、調節月事。另也用於腹瀉、痢疾、哮喘。咀嚼根部可緩解胃痛，而果實則用來治療纖維瘤和癌症。

藥用研究：陸地棉分離取得的化合物棉子酚（gossypol），可減少精子數量，因此亞洲會用做為男性避孕藥。

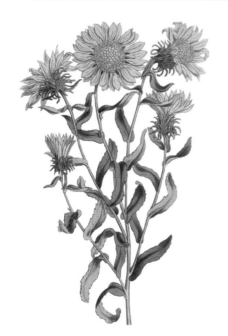

膠草、洋紫菀　Grindelia, gum plant
Grindelia hirsutula

一年生植物，有時是多年生，來自於北美洲和南部較為乾燥的地區，有著會分泌樹脂的葉片；捲杯膠草（G. squarrosa）則是來自於北美洲的西部和中部地區。

使用部位：地上部開花部位。

傳統用途：膠草和捲杯膠草皆用於傳統處方，能調理呼吸系統疾病，如哮喘、支氣管炎，以及肌膚發炎的病症。

藥用研究：相關處方顯示具有抗發炎功效，因此針對接觸毒藤（漆樹屬，Toxicodendron）而引起的皮膚過敏，已有研究在探究膠草的緩解效用。此外，膠草的樹脂成分具有驅除蚜蟲的作用。

當代香藥草師

香藥草療法這項傳統仍存在我們的日常生活中,也持續引來大眾關注。至今,還是有相當多人,在歐洲和北美接受培訓後開始執業。然而,由於各國的特定法律規定,香藥草師面臨著各種不同的挑戰,其中兩個主要挑戰分別為:法律是否允許香藥草師提供醫療諮詢,以及香藥草師是否可配發香藥草給病患。

近期,歐盟立了新法,規範香藥草的安全性,規定每種香藥草商品必須先取得許可證,然後才能上架賣給一般大眾。也就是說,只有在歐盟地區具有傳統用途的植物才能拿到許可;此外,製造商在供給與製造方面,也都得符合相關品管法條的規定。這麼一來,在葡萄牙等國家裡,香藥草師可以提供諮詢服務,卻不能直接配發香藥草給大眾,而是得推薦在一般藥局就可以買到的商品,但這麼做可能就局限了香藥草師能選用的香藥草範圍。

某些國家是可以直接配發香藥草,但範圍很有限,而且還得符合某些條件才行。英國和愛爾蘭的政府,則是建議自我監管,意味著香藥草師可以合法提供諮詢和配發,可是政府還是列管了部分香藥草處方。德國的話,香藥草師要取得資格才能從事包含香藥草在內的各種另類療法。

美國的話,各州擁有不同的法條規定,但通常只允許受過常規培訓的醫師才能提供診斷與治療。香藥草師依據憲法裡的言論自由權,提供健康資訊給一般大眾,但同時也得遵守配給藥相關法律的規定,此外香藥草的品質管控也是受到嚴格的監管。如今已有相關運動發起,期望給予香藥草師擁有州層級的自由度。

儘管面臨許多挑戰,但歐洲和美國的香藥草師也以各種不同的創意方式,持續提供有關香藥草應用的建議,同時在法律許可的範圍之內,提供已調配完成的香藥草。

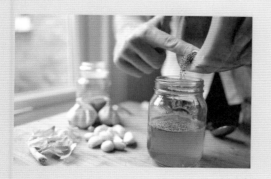

調製大蒜蜜醋(做法詳見第21頁);各國對於調製、配發香藥草的規定各有所不同。

北美金縷梅 Witch hazel

Hamamelis virginiana

生長於美國東北部，北美原住民有在使
用北美金縷梅，最常見的方式是用樹皮
製成湯藥，或是用葉子做成膏藥，用於
治療皮膚潰瘍和發炎症狀、肌肉痠痛、
腹瀉、咳嗽。來自歐洲的殖民地居民，
則從北美原住民身上，學到這些用途。
金縷梅具有抗氧化的作用，如同許多樹
皮一樣，同樣富含單寧，而這類化學物
質的作用就是收斂蛋白質。由於會被拿
來鞣製皮革用，所以化學物質丹寧的英
文名稱就取為tannin。其收斂、乾燥的
口感，稱之為澀味；飲用單寧含量高的
紅葡萄酒，就能體驗到這種澀味。在身
體少量出血時能有很好的功效，而小傷
口、痔瘡，以及剃鬚後的保養，便可使
用金縷梅的樹皮萃取物。同時，單寧的
收斂效果，也解釋了為何傳統會內服樹
皮來調理腹瀉、痢疾。此外，金縷梅也
用於瘀傷和靜脈曲張，而樹皮蒸餾出來
的水則廣泛用做為卸妝劑和爽膚水。

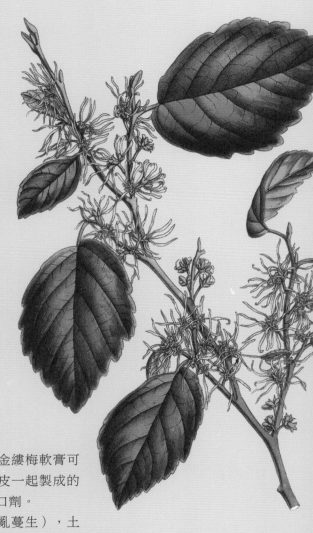

數個小型研究找到部分證據顯示，金縷
梅製成的乳液可減緩尿布疹、曬傷引起
的肌膚發炎症狀。還有幾項研究指出，金縷梅軟膏可
顯著減輕痔瘡的病症。另外，葉子和樹皮一起製成的
茶飲，則成了可有效緩減牙齦發炎的漱口劑。

生長：需要陽光照射（遮蔭會讓植物雜亂蔓生），土
壤要能夠自由排水，幼苗得受保護免受嚴重霜凍，乾
旱期要澆水。

採收：採摘呈現綠色的葉片，秋天剪枝，最好在開花
期剪枝。

北美金縷梅水

傳統上用來做為爽膚水、剃鬚水，或是
在擦傷時使用，需要時可直接噴在皮膚
上。添加伏特加的話，則有助於保存用
水製成的處方。

50 g北美金縷梅樹枝

300 ml水

約50 ml伏特加

另需要：碗、修枝剪、大湯鍋、乾淨的棉紗布、漏
斗、消毒過的瓶罐或噴霧瓶

1. 摘下樹枝上的花朵後放置一旁；使用
   修枝剪，將樹枝剪成小塊，放入大湯
   鍋後加水。

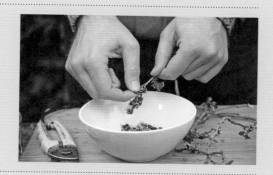

2. 大湯鍋煮沸，蓋上鍋蓋、熬煮一小
   時。湯鍋移離火源，加入花朵和伏特
   加，浸泡過夜。

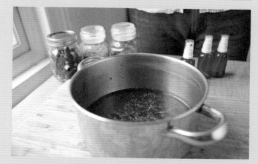

3. 將棉紗布鋪在漏斗上，過濾倒入消毒
   過的瓶罐或噴霧瓶，這個浸泡液最長
   可保存六個月。

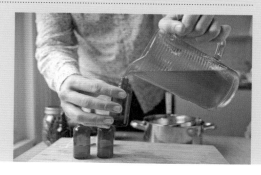

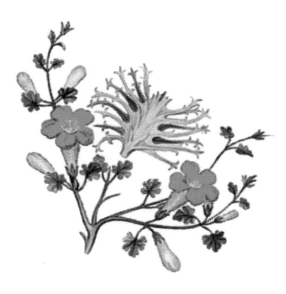

魔鬼爪　Devil's claw
Harpagophytum procumbens

多年生的蔓生植物，來自於非洲南部，有著深紅色或紫色的喇叭形花朵，果實帶刺。

使用部位：次生根、塊莖。

傳統用途：製成滋補品來促進消化、緩解風濕病症、肌肉痛；傳統上認為具有利尿、鎮靜功效。

藥用研究：現代的研究著重在魔鬼爪萃取物的抗發炎、止痛效用，已有研究在探究魔鬼爪處方用於緩解關節炎病症與背痛的潛在效果。雖然有些研究顯示魔鬼爪確實是有些好處，但仍需更多的研究資料。

美洲薄荷草、穗花薄荷　American pennyroyal, squaw mint
Hedeoma pulegioides

一年生植物，可見於美國東北部的樹林，葉子散發著類似薄荷的香氣。

使用部位：整株。

傳統用途：北美原住民會用於發燒、頭痛、感冒、經痛上。由於被認為可以刺激子宮，所以會拿來誘發流產。此外，也用來幫助消化，據稱還具有化痰功效。

藥用研究：美洲薄荷草的相關科學研究不多，不過植株具有毒性反應，其中又以製成精油的反應更明顯。美洲薄荷草油已用來驅蟲，也用於部分清潔用品。

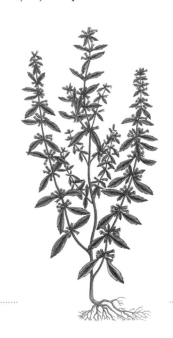

常春藤　Ivy

Hedera helix

廣受歡迎的常青攀緣植物，葉多茂密，可在遮蔭處茁壯生長，是理想的地被植物，也適合沿著牆面或建築物攀爬生長。品種繁多，其中還包括有斑葉款。

使用部位：葉子。

傳統用途：有抗發炎、抗菌之用，也用於呼吸道疾病，以及咳嗽的化痰劑。

藥用研究：實驗室研究指出，葉子中的皂苷（saponin）化合物具有抗菌活性，另有研究在探討氣根的細微顆粒，用於防曬乳液的應用。

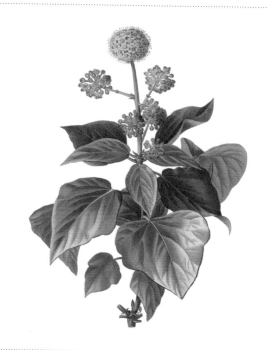

向日葵　Sunflower

Helianthus annuus

一年生植物，原生於美洲，最佳生長條件是全日照的肥沃潮濕土壤。種子很容易栽種，莖的高度、花苞數量、花朵顏色皆因品種而異。

使用部位：內有種子的花苞、葉子。

傳統用途：葉子用於利尿、化痰、退燒，製成的膏藥可用來治療潰瘍、蚊蟲叮咬，內有種子的花苞則用來治療瘧疾、胃與肺的相關疾病、咳嗽、感冒、風濕。

藥用研究：葉子內有像是槲皮素（quercetin）的化合物，具有抗發炎、抗病毒的功效。

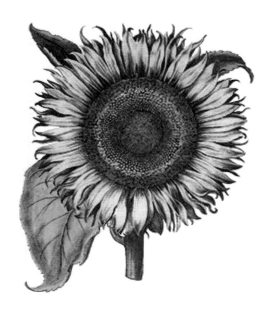

黑嚏根草、耶誕玫瑰　Christmas rose, black hellebore
Helleborus niger

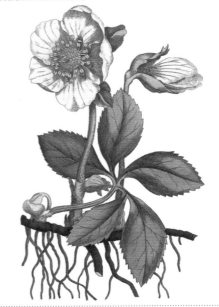

多年生長青植物，來自於德國和義大利
地區，仲冬會開白色或粉色花朵。

使用部位：根莖。

傳統用途：據稱，根莖可誘發流產，同
時刺激免疫系統。儘管被認為具有危險
性，但黑嚏根草製成的處方還是會用來
調理心臟疾病。此外，有些順勢療法的
處方也會使用到黑嚏根草。

藥用研究：已有研究在探討黑嚏根草根
莖製成的處方，對免疫系統的潛在作
用，不過仍需更多研究來證實這些效
用。食用有害，會引起皮膚發炎。

雪割草　American liverwort, kidneywort
Hepatica nobilis

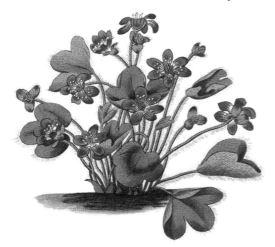

多年生的半常青小型植物，有著藍紫色或粉
白色的花朵。可見於歐洲林地，但大範圍的
遮蔭會阻礙開花。

使用部位：整株。

傳統用途：在古老的藥效形象說裡，雪割草
用於治療肝臟疾病。藥草學家寇佩珀（詳見
第81頁）則表示：「可強肝……使肝臟無
敵。」雪割草也用於消化相關毛病，可促進
癒合。其他的傳統用途則是用於咳嗽和肺部
問題，結核病也含括其中。

藥用研究：有關雪割草的潛在現代應用，仍
缺乏科學研究資料。

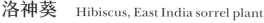

洛神葵   Hibiscus, East India sorrel plant
Hibiscus sabdariffa

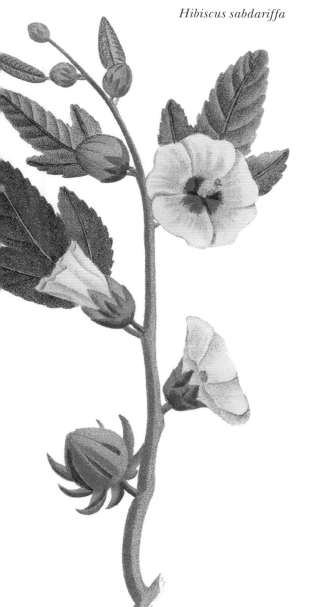

短期多年生（通常是一年生）的灌木植物，原生於非洲西部，有著白色至淡黃色的花朵、深紅色的花萼。不耐霜害，可生長於大多數的土壤類型裡，但排水性要夠好，且需在有陽光直射的溫室環境裡生長。若以盆栽種植，就該定期澆水和施肥。

使用部位：花萼、葉子、根部、種子。

傳統用途：民俗療法裡，花萼用做為利尿劑、溫和的瀉藥，也用來緩解咳嗽，調製成腸胃不適的處方，以及治療高血壓和發炎症狀。葉子則用來治療腳部乾裂、癤子、潰瘍、傷口。據稱，種子具有利尿功效，而根部會用來治療胃病。

藥用研究：實驗室研究顯示，花萼含有大量的抗氧化活性。越來越多的研究關注在洛神葵萃取物的抗菌活性，以及洛神葵的萃取物與化合物用於治療動脈粥樣硬化、肝病、癌症、糖尿病和其他代謝疾病的作用。含有洛神葵萃取物的健康飲料也是越來越受到歡迎，不過仍需謹慎看待相關健康訴求。

啤酒花　Hop

Humulus lupulus

多年生攀緣草本植物，原生於歐洲。長又粗糙的纏繞莖上，有著淺綠色的葉片（若生長於遮陰處，則會呈現深綠色）。雄性和雌性的植株上，皆有著綠色小花朵，而果實和花朵苞葉上的腺體，會分泌苦澀的粉末狀樹脂。

使用部位：葉子、樹脂。

傳統用途：啤酒花製成的滋補品適合神經失調患者服用；也能用來利尿、治療胃病、改善食慾。據稱，樹脂精油具有鎮靜作用。與罌粟籽混合後，可用於治療腫脹發炎，也可調理神經與風濕的疼痛感，以及治療瘀傷和癤子。

藥用研究：歐洲部分地區已核准用來做為治療情緒困擾的香藥草，如不安、焦慮。實驗室研究已佐證支持許多這類香藥草，但驗證其藥用功效的臨床實驗資料卻還是很少。然而精油內的化合物，已證實具有抗菌活性。

喬木繡球　Wild hydrangea, seven bark

Hydrangea arborescens

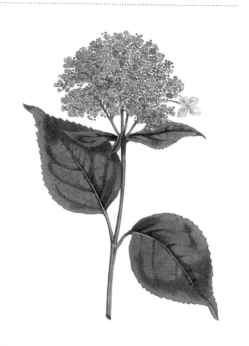

落葉灌木，來自於美國東部，夏末一簇簇的乳白色花朵會逐漸褪變為綠色。

使用部位：葉子、根部。

傳統用途：根部用於泌尿道疾病，而製成的湯藥則用來緩解腎結石和膀胱發炎，兩項應用皆已有長久歷史。此外，根部也用於風濕，葉子則當作瀉藥和利尿之用。

藥用研究：有些研究著眼於根部用於緩解泌尿道結石及其相關疾病，不過仍需更多的研究驗證資料。一直以來，研究都關注在喬木繡球的香藥草應用上可能會有的副作用。

金印草、北美黃蓮　Goldenseal

Hydrastis canadensis

多年生植物，原生於加拿大和美國，生長在全日照或是部分遮蔭處，喜歡潮濕土壤。金黃色的節狀根莖，非常具有特色，晚春開花，但相當不起眼。果實只會結一顆，外形像覆盆子。

使用部位：根部。

傳統用途：北美契羅基原住民（Cherokee）會拿來調理許多疾病，其中還包括癌症。西方認為金印草是種萬靈丹，既能做為防腐劑、利尿劑、瀉藥、滋補品，也能用來醫治會影響耳朵、眼睛、鼻子、腸胃、喉嚨、陰道的相關疾病。

藥用研究：根部含有異喹啉生物鹼，這個化合物可解釋金印草的許多傳統用途。

聖約翰草、貫葉連翹　St John's wort

Hypericum perforatum

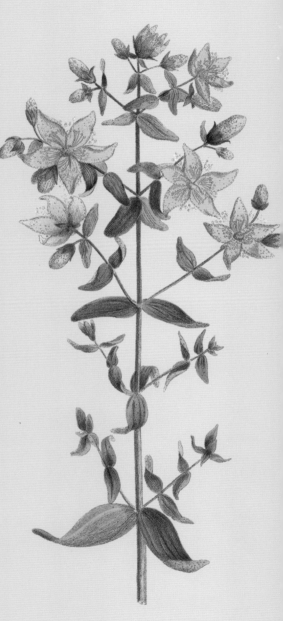

色彩明亮的多年生植物，六月開花，約莫是
在聖約翰節（六月二十四日）的前後。傳
統上會在這天會點燃火堆，把聖約翰草扔進
去，以利驅逐邪靈；法國稱聖約翰草為「魔
鬼獵人」。

內服聖約翰草的話，有的人會對陽光感到敏
感。製成油或藥膏外敷使用的話，可以達
到抗發炎、抗氧化的作用，也有助於緩解曬
傷、輕度燒燙傷、瘀傷，也可治療神經痛。

過去二十年來，有關聖約翰草的研究數量非
常多，重點是關注其抗抑鬱的功用。臨床
實驗指出，聖約翰草有益於治療輕度至中度
的抑鬱症，歐盟也因為此項功效而頒予許可
證；另有證據支持把聖約翰草用於焦慮和
季節性情緒疾患（S.A.D，seasonal affective
disorder）上。近期還有研究顯示，聖約翰草
可刺激免疫細胞、促進修復和抗菌的作用，
這三項功效正是傷口癒合所需要的條件。另
有研究指出，聖約翰草可增進肝臟處理某些
藥物的速度（詳見下方的提醒事項）。

生長：生長於全日照到部分遮蔭的地點，喜
歡潮濕、排水良好的土壤。

採收：夏季開花時，可採摘整株植物。

提醒：與其他藥物一起服用之前，請先諮詢
藥劑師或是健康專業人員；不可與避孕藥一
起服用。

聖約翰草浸泡油

許多香藥草都可以浸泡到油裡製成處方，然後再與潤膚霜和軟膏混合。傳統上，聖約翰草油可用於緩解神經疼痛和曬傷上，每日於患部塗抹兩至三次。

50 g聖約翰草的新鮮花頂部，置於陽光下一天稍加乾燥

300 ml杏仁油

維生素E油

另需要：料理秤、攪拌機、量杯、消毒過的帶蓋寬口罐、乾淨的棉紗布、漏斗、消毒過的有蓋瓶罐

1. 把花頂部壓入罐中，接著倒入杏仁油。

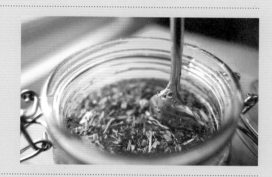

2. 把罐子放置於陽光照射得到的窗臺上，每兩三天輕輕搖晃一次。油要覆蓋過香藥草，所以必要時可添加杏仁油。

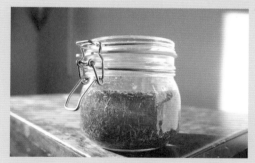

3. 四週過後，油應該呈現焦糖色或淺琥珀紅色。將棉紗布鋪上漏斗，過濾倒入消毒過的瓶罐。放置於陰涼處，於三個月內使用完畢；亦可添加三滴維生素E油後，放置於冰箱內，以延長使用期限。

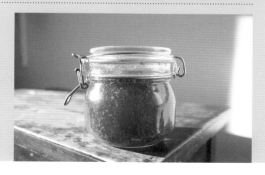

牛膝草　Hyssop
Hyssopus officinalis

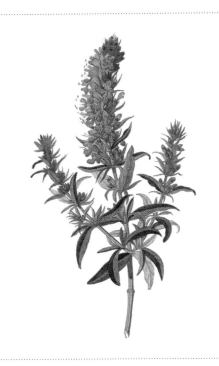

多用途的芳香草本植物，來自於南歐和中東，有著深綠色的線形葉，夏季會以螺旋形的方式開出藍白色的芳香花朵，可種植做為低矮的樹籬，或是花園邊緣的植栽。

使用部位：地上部。

傳統用途：牛膝草的價值在於殺菌，也可治療呼吸道與胃部疾病，另可配製做成眼藥水和漱口水。至今，牛膝草仍用於胃腸道疾病。

藥用研究：精油含有柏酮（thujone）和苯酚（phenol）等化合物，可用以解釋牛膝草的傳統用途。

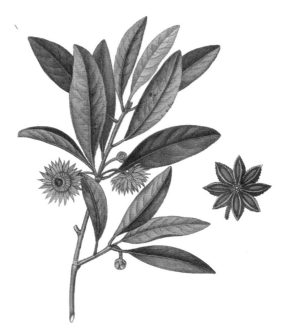

八角　Star anise
Illicium verum

常青灌木或喬木，來自於中國和越南。黃白色的花朵會轉為粉紅，接著會結出星形果實。

使用部位：果實。

傳統用途：據稱具有暖身和加速機能運作的功效，用來促進消化和緩解疼痛；果實也可用做咳嗽和黏膜炎的化痰處方。今日，果實仍廣泛做為烹飪香料，而果實製成的精油也用於芳香療法。

藥用研究：八角是化學物質莽草酸（shikimic）的來源，可用來生產對抗流感的藥物克流感（oseltamivir）。

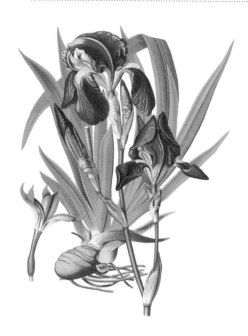

德國鳶尾 Flag iris, orris, German iris
Iris x germanica

地中海地區的多年生植物，有著白色和紫色花朵。藍旗（blue flag、Iris versicolor）則原生於北美洲，有著紫色和黃色葉脈的花朵。

使用部位：根莖。

傳統用途：據稱根莖榨汁與葡萄酒混合後，可以治療水腫問題。傳統會把根莖製成處方，用來調理咳嗽和黏膜炎，也可治療傷口。北美原住民則使用藍旗來誘發嘔吐，以及治療梅毒。

藥用研究：已有研究在探討根莖製成的處方，用於降低膽固醇、抗真菌和抗發炎的效用。

崧藍 Woad
Isatis tinctoria

最初發現是生長在高加索地區，兩年生植物，夏季有黃色的小花朵。生長於鹼性土壤裡的話，葉子會變成深綠色。

使用部位：地上部、根部。

傳統用途：藥草學家尼寇佩珀（詳見第81頁）曾寫道：「根部製成的膏藥非常合適用於有很多水分的潰瘍上，也可改善虛耗、煩躁的情緒；可消炎、治療麥角中毒，同時可阻止血液往下流向身體的任何一處部位。」傳統中醫裡，則把根部拿來做退燒用。

藥用研究：研究證實，崧藍具有抗病毒、抗發炎的功效。

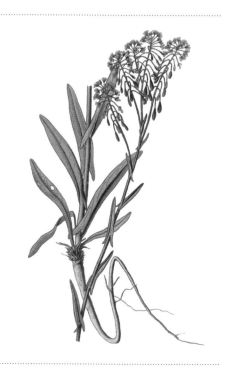

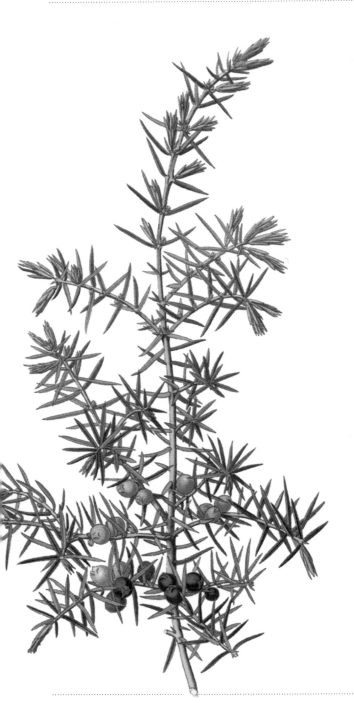

杜松　Juniper
Juniperus communis

常青灌木，枝條直立或開展，廣泛分布於北半球，結出的綠色果實（漿果）會轉變成黑灰色，品種繁多。

使用部位：果實。

傳統用途：杜松油據稱具有利尿功能，所以會拿來調理腎臟與膀胱的毛病，也用於消化不良與腸胃脹氣。杜松油與豬油混合後，可塗抹於動物的傷口上。杜松油也可用於水腫、胸部不適，製成的處方可緩解關節疼痛。北美原住民的話，則把杜松用來調理頭皮屑和梅毒問題。杜松的漿果也是用來調理消化不良的香藥草，更用來釀造烈酒和利口酒。

藥用研究：科學研究顯示，杜松的處方和部分漿果的成分，可能具有利尿功效，不過卻有可能讓腎臟發炎的顧慮。研究也發現杜松的處方還能抗發炎和抗菌，不過杜松油會刺激子宮，因此又與避孕連想在一起。此外杜松可能也會對血壓有所影響，不過對於人體是否會出現這些生物性效用，目前仍欠缺研究。

拉塔尼　Rhatany
Krameria lappacea

多年生灌木，來自於安第斯山脈，有著銀色
毛葉與紅色花朵。半寄生植物，即根部生長
在其他植物上，因此難以培育栽種。

使用部位：根部。

傳統用途：用於治療慢性腹瀉、痢疾、月事異
常、血尿和失禁問題，也用來做為治療喉嚨
痛的漱口水。加到水中可拿來清洗眼睛、鼻
子和牙齦。直到今日，仍做成漱口水使用，
也可見於牙膏的製作成分。

藥用研究：實驗室研究顯示，拉塔尼的萃取物
具有抗發炎活性，還可以抑制生物膜形成（
詳見第218頁）。

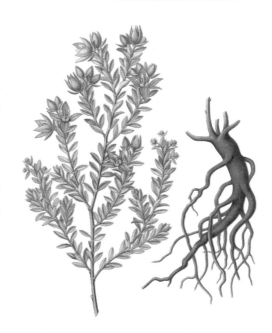

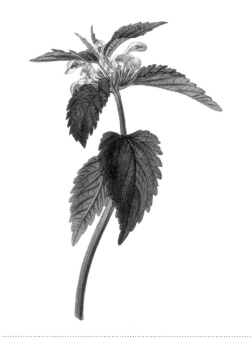

短柄野芝麻　White nettle
Lamium album

多年生草本植物，來自於歐洲和亞洲。
四方莖的葉腋下有白色花朵，可生長於
多數棲息地裡的潮濕肥沃土壤。

使用部位：地上部。

傳統用途：用來調理婦科疾病，其中又
以治療鵝口瘡和控制經血量過多的問題
為首。也有胃腸問題的抗發炎用途，並
能癒合傷口、調理頭皮屑。花朵製成的
處方，則是可以調理胃腸道疾病。

藥用研究：實驗室研究顯示，短柄野芝
麻含有皂苷和類黃酮，其抗發炎功效正
是此類化合物的功勞。

薰衣草、英國薰衣草　English Lavender

Lavandula angustifolia

赫尼姆西斯・蓋特佛賽（René-Maurice Gattefossé），這位法國化學家創了「芳香療法」aromathérapie這個單字。一九一〇年某日，蓋特佛賽在實驗室做研究遭遇爆炸，全身上下沾滿了易燃物質，他火速跑到戶外草地來回打滾。不過，燒傷的雙手還是出現了氣性壞疽（gas　gangrene），他的直覺是拿薰衣草油沖洗雙手，此舉不但阻止了傷勢擴散，也使得燒傷癒合的速度，更比之前燙傷的經驗快上許多。爾後，蓋特佛賽又與服務於第一次世界大戰裡的醫生合作，使用了各類精油來治療法國士兵。就今日來說，薰衣草精油是輕微燒燙傷、昆蟲叮咬、各種小傷口的家庭常用療藥。研究資料顯示，針對多種不同的細菌感染病症，薰衣草也都能起到作用。

植物學家理查・布魯克（Richard　Brook）在著作《新家庭香藥草》（A New Family Herb，一八七〇年出版）裡，把薰衣草推薦為「對頭部與神經的全部各種疾病都有益處」，這說法反映出，長期以來認為薰衣草有助於鎮靜焦慮、助眠的觀念。乾燥過後的薰衣草花朵，香味可長久保存，也可浸泡出清爽的茶飲，用於改善消化不良和神經性頭痛。研究資料顯示，吸聞薰衣草的香氣，可放緩警覺與記性，同時提高整體滿足感。

生長：「英國」薰衣草其實是原生於西班牙、法國和義大利的山區。喜全日照，排水良好的中性至鹼性土壤，整個夏季都會開花。

採收：從花梗底部切下花朵，整束倒掛晾乾，亦可把花朵揉碎放入瓶罐中保存。

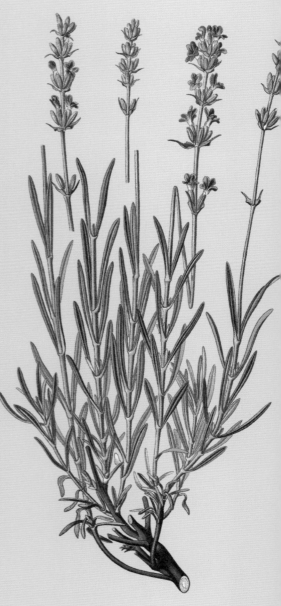

薰衣草眼枕

睡前或是需要放鬆片刻時，可把這裝滿
薰衣草的眼枕放到眼睛上，讓薰衣草的
香氣舒緩放鬆身心。

30 x 10 cm密織棉布

3大匙乾燥的薰衣草花

150 g亞麻籽

另需要：鋒利剪刀、針線或裁縫別針、縫紉機、料
理秤、壺罐

1. 先來製作眼枕；將長條棉布對折，固
   定好兩邊並留出1公分的縫線空間。
   用縫紉機把眼枕周圍的長邊縫合，留
   下短邊那側（不縫合），接著由內而
   外從短邊那側將棉布翻出，再用熨斗
   燙平。

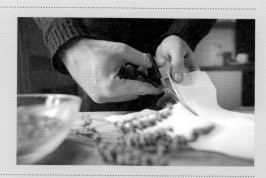

2. 在罐子裡混合薰衣草和亞麻籽後，倒
   入眼枕，裝滿三分之二即可。

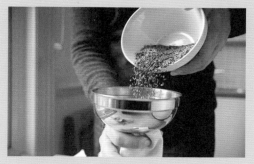

3. 把未縫合的短側邊向內摺，接著用熨
   斗燙平縫線處，固定好後再使用縫紉
   機縫合。

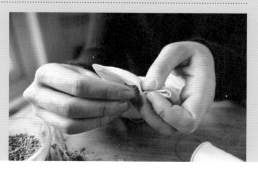

歐益母草　Motherwort

Leonurus cardiaca

多年生草本植物，來自於亞洲和歐洲，
夏季會開粉紫色的兩性花。可種植為樹
籬，喜歡部分遮蔭、排水良好的土壤。

使用部位：地上部。

傳統用途：歷史上，歐益母草都是用於
子宮感染，以及緩解孕期壓力上。中國
則用來避孕，以及強健心臟。

藥用研究：由於含有益母草生物鹼
（alkaloid leonurine），所以萃取物被
認為可誘使子宮收縮，也可應用於心血
管相關問題，不過仍需要臨床研究資料
來佐證。

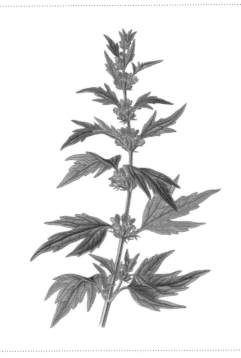

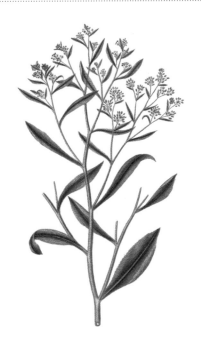

寬葉獨行菜　Pepperwort

Lepidium latifolium

多年生植物，來自於南歐和亞洲，有著
蠟質葉，初夏會有一簇簇的白色小花。
根系茂盛，所以可能成為外來入侵種。
乾燥後的莖，可用於花藝。

使用部位：地上部。

傳統用途：可用於治療胃病，以及肝、
腎臟方面的毛病。據說可強化心跳振幅
強度，以及調解心律。此外，寬葉獨行
菜也用來治療肌膚疾病。

藥用研究：至於寬葉獨行菜裡頭的活性
成分，目前所知甚少。

圓葉當歸、歐當歸　Lovage

Levisticum officinale

多年生植物，高大、芳香，來自於地中海。有著散發香氣的黃綠色小花，迷人的葉子飄散著獨特的胡椒、芹菜氣味。

使用部位：果實、葉子、根部。

傳統用途：中世紀時，歐當歸與愛情靈藥和催情脫不了關係。幾百年以來，根部和果實都是用來改善消化、發燒和孩童腸胃氣脹，而根部也用來調理月事和泌尿道疾病。十七世紀藥草學家尼可拉斯·寇佩珀（參考第81頁）聲稱，把浸泡過種子的液體「滴入眼睛可消緩發紅和視力變暗的情況」，而製成的湯藥「對胸膜炎很有效」。此外製成的處方「若用來漱口和漱喉的話，對扁桃腺膿腫會很有益」。寇佩珀也表示，若把葉子「壓碎後用小豬製成的油油炸，熱敷於斑點或癤子，很快就會有改善」。

藥用研究：科學研究指出，圓葉當歸的根部具有抗菌、抗發炎的功效，另已有研究在探索其抗癌與利尿的功能。根部製成的處方也顯示有類似雌激素的活性，這或許能解釋為何傳統上會拿來調整月事。根部的化學成分似乎也能夠抑制肌肉痙攣，而且還有研究關注在使用圓葉當歸製成的精油來驅蟲。

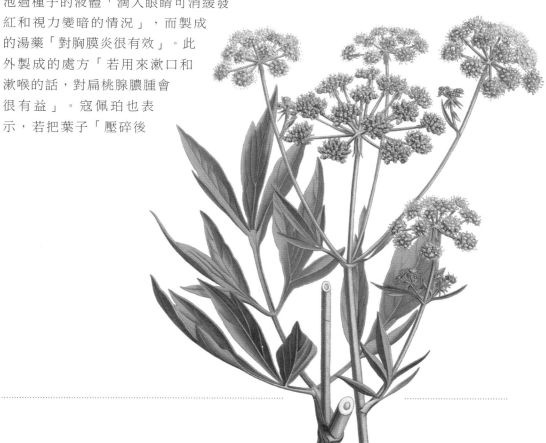

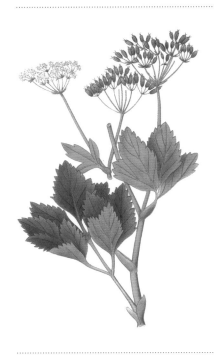

蘇格蘭藁本、蘇格蘭當歸
Scots lovage, sea lovage
Ligusticum scoticum

多年生植物，叢生，來自於北美和歐洲，也見於蘇格蘭海岸。夏季開綠白色花朵，接著會結出金黃色的種子。

使用部位：葉子、根部、莖部。

傳統用途：根部用來促進消化、改善血液循環，以及緩解子宮方面的不適，還能改善風濕病和癲病。水手會把蘇格蘭藁本煮來吃，以利調理壞血病。浸泡過葉子的液體，則用做為小牛的瀉藥。

藥用研究：有關蘇格蘭藁本的科學研究很少，但已有研究在探詢藁本（中國當歸，L. sinense）的潛在減重功能。

女貞　Chinese privet
Ligustrum lucidum

東亞和中國的長青灌木，有著散發香氣的乳白色小花，深綠色葉片帶有光澤感。

使用部位：果實。

傳統用途：用做肝腎滋補品的傳統中藥，據稱也可緩解更年期症狀，以及治療像是視力模糊的眼部疾病，另外也可改善耳鳴病症。女貞也用來緩解疼痛、改善睡眠，同時傳統上也認為可以抑制白髮生長。

藥用研究：果實已拿來研究降低膽固醇的可能性，另已有科學研究揭露，果實可能具有抗發炎、調節免疫系統、保護肝臟的功效。

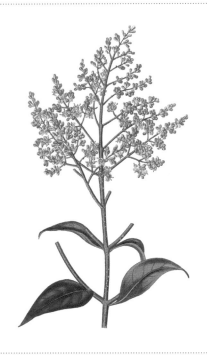

亞麻、亞麻仁　Flax, linseed
Linum usitatissimum

原生於地中海和亞洲中部，亞麻在涼爽的溫帶地區生長良好。雖說是經濟作物，但也是庭院裡的漂亮植栽，夏季會開出許多亮藍色花朵。

使用部位：種子。

傳統用途：用於治療許多各種不同的疾病，包括心血管疾病、呼吸道問題、胃腸道疾病、眼部感染、風濕、腫瘤和痛風，也用來控制膽固醇和血糖。熱的膏藥普遍用來治療癤子，以及像是濕疹和疱疹等皮膚方面的疾病。

藥用研究：研究指出，種子裡有脂肪酸和木脂素（lignan），這些化合物具有治療心血管疾病的潛在作用。有研究表示，亞麻籽可改變消化道的蠕動與分泌，因此可能可以用亞麻來治療胃腸道疾病，特別是腹瀉方面的問題。亞麻籽萃取物還可以抑制與腹瀉相關的各種病原體；把亞麻籽浸泡成茶飲，加入蜂蜜，亦可再加入檸檬汁（依照個人喜好）；可服用來調理輕度的呼吸道疾病與便祕問題。此外也有研究關注於，把亞麻油用於治療乳癌和前列腺癌的應用。

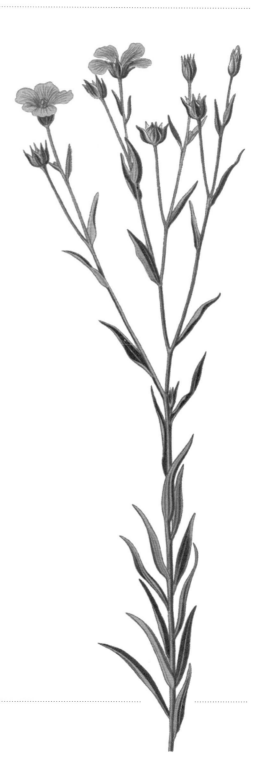

白果紫草　Common gromwell
Lithospermum officinale

多年生植物，來自於歐洲，可見生長於樹籬和林
地邊界。夏季會開出綠白色的小花，然後結出白
色小型堅果。

使用部位： 葉子、根部、種子。

傳統用途： 成熟的種子可用來調理膀胱結石、關
節炎，以及發熱症狀。葉子用做鎮靜之用，而根
部則用於天花、麻疹，以及腎臟與腸道方面的毛
病。至今，仍有些香藥草師會使用白果紫草來滋
補腎臟，解決腸道不適的問題。

藥用研究： 至於白果紫草裡頭有哪些成分可解釋
其傳統用途，目前所知的甚少。

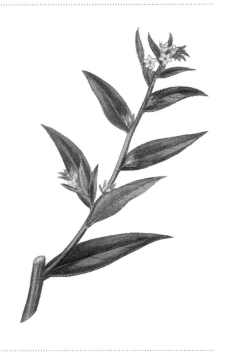

千屈菜　Purple loosestrife
Lythrum salicaria

多年生植物，直立生長，夏季會開粉紫色的花
穗，原生於歐洲、亞洲與非洲北部。

使用部位： 地上部。

傳統用途： 據稱具有收斂效果，傳統是用來調
理腹瀉、痢疾、吐血、發燒、喉嚨痛、便祕，
以及肝臟方面的疾病。失明、眼睛痠痛時，同
樣也會使用千屈菜，另可用來清潔、治療傷
口、潰瘍、瘡。

藥用研究： 有些科學研究指出，千屈菜具有抗
腹瀉、抗菌、抗發炎的功效，也有研究在探討
千屈菜對於預防血液阻塞方面的作用。

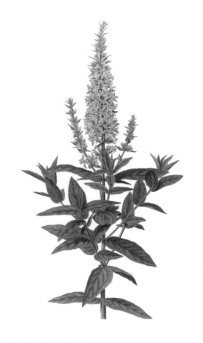

凹葉厚朴　Magnolia

Magnolia officinalis

落葉樹，來自於中國的西部和中部，現今已在溫帶地區廣泛種植做為庭園觀賞用樹。春季有著散發香氣、奶油粉色般的花朵，開花後會長出帶著光澤感的綠葉；品種種類相當繁多。

使用部位：樹皮。

傳統用途：傳統中藥認為樹皮具有暖身與放鬆的功用；也用來促進消化（也會取花朵製成消化用滋補品），同時可調理胃痛、腹瀉、嘔吐，以及咳嗽、哮喘。北美原住民使用不同種類的木蘭屬（Magnolia）植物來調理發燒、風濕和預防瘧疾，這些植物包括有銳葉木蘭（cucumber tree）（M. acuminata）、美國大葉玉蘭（umbrella tree）（M. tripetala）、甜月桂、小泰山木（sweet bay）（M. virginiana）。

藥用研究：已有研究在探索，樹皮製成的處方，以及從樹皮分離取得的數種化合物，是否具有緩解焦慮的潛力功效。初步研究結果有部分正向結果，不過還需要更多研究佐證。另外，也需要進一步分析樹皮成分，找尋是否有抗癌的潛在作用，以及是否能對與阿茲海默症相關的疾病起到作用。花朵的部分，已有研究在調查是否能做為新的抗發炎、抗過敏的化合物來源。

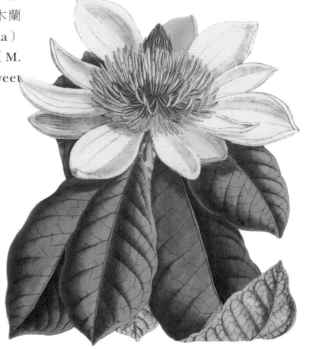

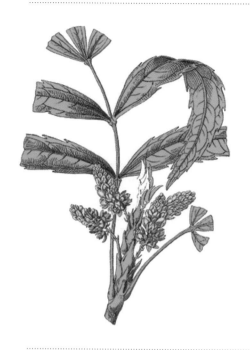

細葉十大功勞　Chinese mahonia
Mahonia fortunei

常青灌木，來自於中國，枝條直立、生長緩慢。葉子頂部為深綠色，底部為淡黃綠色。冬季開的黃色花朵會散發出甜美氣味，可說是迷人的觀賞植物。

使用部位：葉子。

傳統用途：用於治療眼部感染、發燒、腹瀉、消化不良、痛風、風濕疾病，以及腎臟和膽汁相關的疾病。

藥用研究：葉子含有小藥鹼（berberine），這種生物鹼已證實具有非常多種的藥理功效，也可用來解釋細葉十大功勞的部分傳統用途。

蘋果　Crab apple
Malus pumila

喬木，春季開粉白色花朵，開花後會結出果實，果實的顏色則因不同的品種或種類而有所變化。

使用部位：果實。

傳統用途：正如諺語「一天一顆蘋果，醫生遠離我」，蘋果長久以來都是健康的代表。傳統認為蘋果有助於消化，可治療便祕，清潔牙齒，而爛掉的蘋果則成為塗抹在疼痛眼睛上的膏藥。

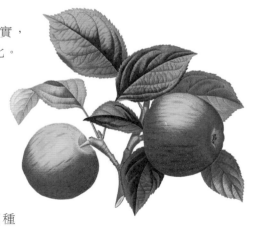

藥用發現：建議食用蘋果來降低罹患某些癌症、心臟病、糖尿病的風險；由於各種不同種類的蘋果皆含有單寧，所以已有研究在探討蘋果這類的丹寧物質，對關節炎的潛在益處。

圓葉錦葵　Common mallow

Malva neglecta

一年生植物，喜陽光，生長於歐洲、非洲北部、亞洲等地未經整理的荒地乾燥土壤，夏季會開淡紫色小花。

使用部位：地上部。

傳統用途：用於呼吸道疾病，或是消化、泌尿系統的發炎症狀，也可做為保濕、利尿、化痰、瀉藥。葉子和花朵製成的膏藥，可用來治療瘀傷、炎症和昆蟲叮咬。

藥用研究：實驗室研究顯示，植物萃取物具有抗發炎功效，因此可解釋圓葉錦葵的部分傳統用途。

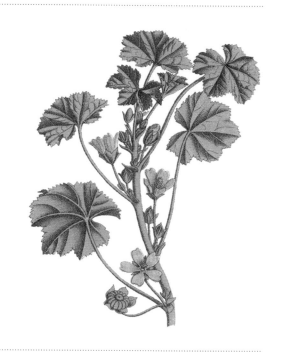

歐夏至草、苦薄荷　White horehound

Marrubium vulgare

多年生草本植物，原生於歐洲、非洲北部，以及部分亞洲地區，夏季到秋季的白色花朵會一簇簇開在上部莖。

使用部位：花朵、葉子。

傳統用途：用來促進消化、恢復正常心律、舒緩喉嚨痛、抑制咳嗽，以及調理支氣管炎、百日咳，還有緩解發炎症狀。

藥用研究：研究顯示有化痰、舒張血管的功效，同時還具有抗菌活性，因此可用來解釋歐夏至草的部分傳統用途。歐夏至草含有夏至草素（marrubiin），這個化合物可對心臟起到作用，也可預防胃潰瘍。

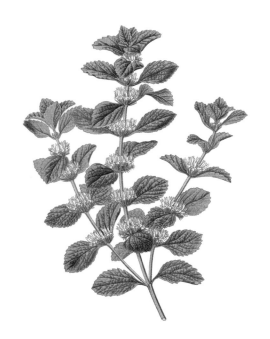

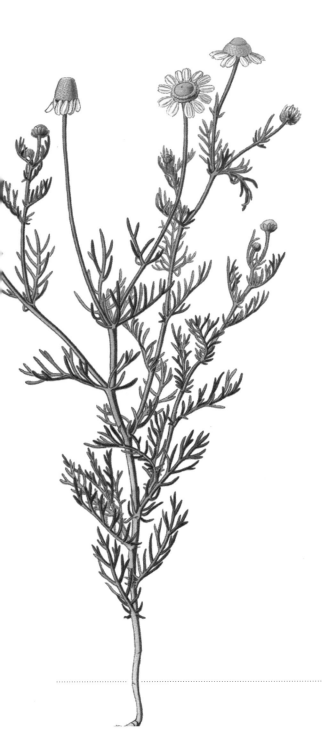

德國洋甘菊　German chamomile
Matricaria chamomilla

一年生植物，原生於歐洲和亞洲。有著狀似雛菊的夏季花朵，還會散發出強烈的芳香氣味。在充滿陽光的小徑，排水良好的土壤處，即會茂盛生長。

使用部位：花朵。

傳統用途：可用來治療胃部與腸道方面的毛病，包括食慾不振、結腸炎、憩室炎（diverticulitis）、孕吐、腸躁症，也做為溫和的助眠、鎮靜、殺菌用途；同時也是溫和的瀉藥和抗發炎用藥。此外，德國洋甘菊也用來治療哮喘、牙齒疾病、頭痛、痔瘡、腿部潰瘍，以及各種傷口、疲倦痠痛的眼睛。

藥用研究：實驗室的研究結果，支持許多傳統用途，特別是抗菌、抗真菌、抗病毒、鎮靜抗發炎的功效。上述之藥用特性，皆與精油中的化合物，以及從花苞提煉的類黃酮有所關係。同時，研究也專注在德國洋甘菊萃取物讓肝組織再生、降低血液膽固醇的功能，以及用來治療免疫系統受損病患的藥膏，不過仍需更多的臨床研究資料來驗證這些用途。

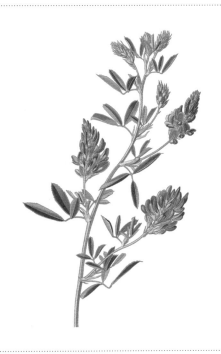

紫苜蓿　Lucerne, alfalfa

Medicago sativa

多年生豆科植物，壽命為五到二十年，一般認為是原生於亞洲溫帶地區，其深根系統耐旱、強韌。

使用部位：地上部。

傳統用途：美洲與部分歐洲地區拿來做為療養目的，調養心臟和呼吸道疾病的水腫，調節腸道蠕動，促進消化、刺激頭髮生長。香藥草師則用於強心、催吐，以及消化問題。

藥用研究：實驗室研究顯示，紫苜蓿含有藥理活性化合物，如大豆氨基酸（canavanine）、異黃酮、皂苷。

黃香草木樨　Melilot, yellow sweet clover

Melilotus officinalis

芳香的兩年生草本植物，有著帶蜂蜜香味的黃色花朵。可見於歐亞大陸和非洲北部，曾用做為芳香草本植物。

使用部位：地上部。

傳統用途：用來緩解疼痛和痙攣，調理靜脈曲張、睡眠障礙、腸胃脹氣等問題。使用黃香草木樨製成的處方，可用來引出毒素與消腫，另也會製成老鼠藥使用。

藥用研究：處方具有抗發炎功效，可能具有消除水腫的作用；已有研究在探討用於靜脈相關問題的應用。黃香草木樨也有預防血液阻塞的成分，但可能會對肝臟有所影響，而且也可能會產些一些副作用。

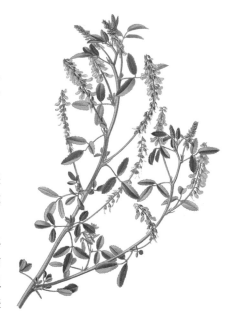

檸檬香蜂草　Lemon balm

Melissa officinalis

十世紀末出生的波斯醫生學者伊本・西那（Ibn
Sina，又名阿維森那，Avicenna）寫道「檸檬香
蜂草可讓內心和大腦都感到快樂」，並建議用來
調理癲癇。自此以後，檸檬香蜂草就一直用來調
理壓力引發的各種病症，也用於助眠、增進記憶
力；而這些效果也已取得臨床試驗的佐證，發現
大腦負責連結減少焦慮的受體，會與檸檬香蜂草
精油結合。英國邱園皇家植物園的科學家，與數
所大專院校的研究團隊齊力合作，探討檸檬香蜂
草乳液對失智患者所能引發的作用。縱使和沒摻
有檸檬香蜂草的乳液相比，檸檬香蜂草乳
液未能顯著減輕焦慮症狀，但的確改善了
患者的生活品質，因此說明了有進一步探
究的可能性。

英文單字balm的拉丁語是balsam，意思是飄著
香氣又有治癒效果的萃取物。十四世紀時，加
爾默羅會（Carmelite）修女就發明了一種萃取
物，裡頭用了檸檬香蜂草、肉豆蔻、香菜、歐白
芷，取名為加爾默羅水；由於氣味甜美又具療效
而聞名。而且，檸檬香蜂草和其他芳香類香藥草
一起放入酒精（通常是白葡萄酒）中的組合，更
是有無數種的變化。

今日，檸檬香蜂草也用於唇疱疹，且研究結果顯
示，檸檬香蜂草對引發疱疹的病毒乃具有活性。

生長：喜全日照、排水良好的土壤，需要有所遮
蔽保護的環境，開花期為仲夏到夏末。

採收：開花前，選個晴天採摘葉片，因為此時檸
檬香蜂草內的精油成分最高，可從植株頂部10
公分處採摘葉片。

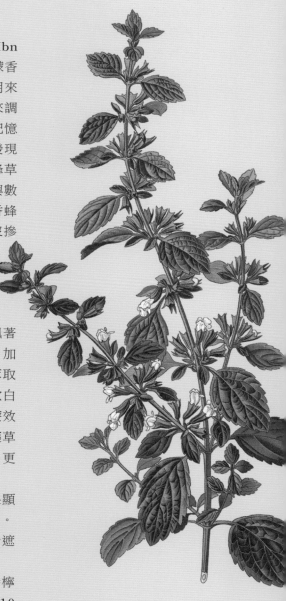

乾燥檸檬香蜂草

這種乾燥法適用於所有不同的葉子和花朵。
為取得最多的精油含量，可在開花前就採摘
葉片；此外晴天午後採摘的話，這時葉片製
造的精油成分是最多的。乾燥的香蜂草，可
單獨，也可混入其他香草（參考第141頁）來
泡成茶飲，或是製成酊劑。

新鮮的香蜂草葉

另需要：容器（如籃子、雜貨箱、紙箱）、
小牛皮紙袋、密封塑膠保鮮盒或玻璃瓶罐

---

1. 取乾燥清潔的容器，確保容器內的空
   氣可自由流通，如編織籃，或是兩側
   皆打上洞孔的雜貨箱或紙箱；不重
   疊，在容器內平放、鋪上葉片。

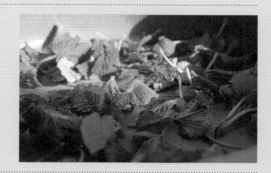

2. 放置於溫暖乾燥的地方，避免陽光直
   射。也可抬高容器、改善空氣流動，
   每天可翻轉一次葉片，直到完全乾燥
   為止。

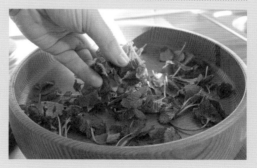

3. 為延長保存期限，可把葉片先放入小
   牛皮紙袋後，再放進密封的塑膠保鮮
   盒裡。另也可把葉片放入玻璃瓶罐
   裡，然後存放在涼爽陰暗的地方。只
   要有確實有保持乾燥、妥善保存，乾
   燥的香蜂草可以放置數年，不過香氣
   的濃度會稍微消散。

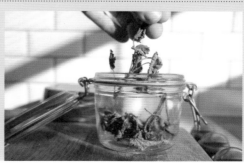

胡椒薄荷、辣薄荷　Peppermint

Mentha x piperita

多年生草本植物，耐寒、散發香氣，直立生長，屬於水薄荷（watermint）（Mentha　aquatica）和綠薄荷（M. spicata）的雜交品種，原生於歐洲。葉子有著薄荷香氣，花朵呈現淡粉紫色。薄荷植物有許多不同的樣貌，葉片的顏色與氣味各有不同。

使用部位：地上部。

傳統用途：希臘神話裡，仙女門塔（Minthe）遭受女王佩西芬（Persephone）的嫉妒，被施法變成了植物，所以mint這個英文單字，正好就可追溯到這則傳說故事。古埃及人會使用胡椒薄荷，十三世紀冰島的醫學文獻也有相關描述。到了十八世紀中葉，歐洲地區更為廣泛應用胡椒薄荷，還會用來調理腹絞痛、腸胃氣脹、消化不良。據稱，胡椒薄荷可緩解腹瀉、噁心感、嘔吐，也用來治療霍亂。同時，胡椒薄荷也拿來調理神經疾病、心悸、癔病。

藥用研究：胡椒薄荷油製成的膠囊，是一種在藥局就可以取得的用藥，可緩解腸躁症。胡椒薄荷精油的主要成分是薄荷醇（menthol），部分非處方用藥的鼻塞吸入劑就含有此種化合物，有些止癢的舒緩藥膏和護膚霜也可見到這種化合物。

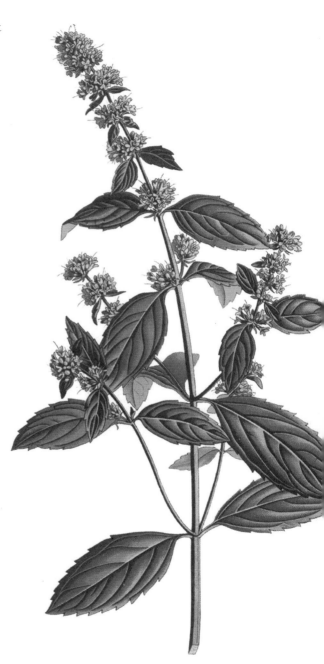

綠薄荷、留蘭香   Spearmint, English lamb mint
Mentha spicata

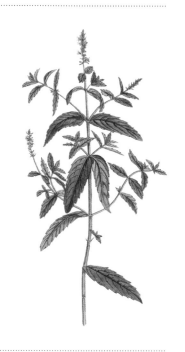

多年生草本植物,來自於歐洲,生命力旺盛,植株會散發香氣,有著淡粉色、淡紫色或是白色的花朵。種植不挑方位或土壤類型,但排水良好的潮濕土壤是最適當的。

使用部位:葉子。

傳統用途:藥草學家約翰・傑拉德(參考第81頁)指出,「對於淚水過多,以及頭部的各種傷口與潰瘍,全都會很有幫助」。綠薄荷也用於增強記憶力,沖洗口腔潰瘍的漱口水,以及舒緩乾裂的雙手。

藥用研究:葉片裡的精油具有抗菌、抗真菌的功效,已有研究在探究留蘭香茶用於緩解膝關節疼痛的潛在作用。

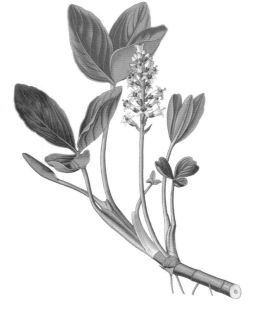

睡菜   Bogbean
Menyanthes trifoliata

生長於水中的多年生根莖植物,遍佈於北半球溫帶地區的沼澤地。綠葉匯聚、漂浮於水面,宛如一塊塊墊子,夏季會有淡粉色花朵豎立而起。

使用部位:葉子。

傳統用途:拿來滋補,調理發燒、風濕、壞血病、痛風、皮膚病。據悉,葉子具有驅除風寒、抗發炎,以及助消化、催吐、利尿的功效。感染過病毒的人服用,可有助於增重、改善體能。藥草學家則是用來治療類風濕性關節炎,同時也用做為一般滋補品。

藥用研究:實驗室研究顯示,睡菜的萃取物具有抗氧化、抗菌的效用。

蔓虎刺　Partridge berry

Mitchella repens

常青木本灌木，有著深綠色的光澤葉片和喇叭形白色小花，原生於北美洲和墨西哥。非常適合造景庭園，可種植於樹下遮蔭處。

使用部位：果實、葉子。

傳統用途：北美原住民婦女會取葉子和果實製成茶，用來緩解泌尿方面的毛病，也用來減輕分娩時的痛楚。此外在懷孕初期，也用來預防流產。

藥用研究：實驗室研究指出，蔓虎刺的萃取物具有抗菌功效，因此可用來解釋，為何傳統上會使用蔓虎刺來治療泌尿道方面的感染問題。

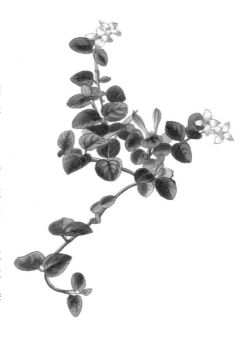

苦瓜　Balsam pear, bitter cucumber

Momordica charantia

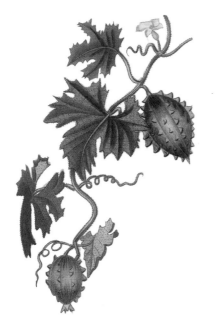

一年生和多年生的攀緣植物，來自於非洲和亞洲的熱帶和亞熱帶地區。有著黃色花朵，葫蘆狀果實的外皮有突起的疣狀物。

使用部位：果實、葉子。

傳統用途：大多用來調理糖尿病，而葉子則用來處理腸道寄生蟲和發燒的病症。果實製成的處方，會以外敷方式用來治療包括燒燙傷在內的皮膚病。

藥用研究：研究大多關注於果實用來控制糖尿病的潛在用途；科學研究顯示，果實和葉子的成分可降血糖，然而用在第二型糖尿病患者身上時，卻尚未有足夠的資料可證明能起到控制血糖的作用。

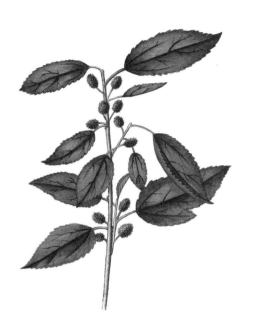

小桑樹   White mulberry
Morus alba

落葉樹,來自於中國,可食用的果實成熟後會轉變成紫黑色。

使用部位:葉子、根皮、樹枝。

傳統用途:傳統中藥裡,葉子和(從根部撕下來後乾燥的)根皮(又稱桑白皮)乃是用來利尿、緩解發炎病症。據悉,果實有助於睡眠,小樹枝可用來調理關節和風濕相關疾病。

藥用研究:在小桑樹各個不同的部位上,已有許多科學研究,但仍缺乏臨床研究資料。此外,研究一直關注於小桑樹在抗糖尿病與降低膽固醇方面的潛在功能。

虎爪豆、白花黎豆   Velvet bean
Mucuna pruriens

一年生攀緣植物,有著深紫色、淡紫色或是白色的花朵。可見於亞洲部分地區,不過也已在其他地方落地歸化。

使用部位:種子。

傳統用途:用於男性不孕病症,做為壯陽用,以及調理神經失調。傳統印度醫學,特別是阿育吠陀醫學,也用來控制糖尿病、帕金森症等病症。

藥用研究:已有研究在探究萃取物用於緩解帕金森症症狀的潛在效用,而且虎爪豆內含的左旋多巴(levodopa),與治療帕金森症的藥物,屬於同一種化學物質。

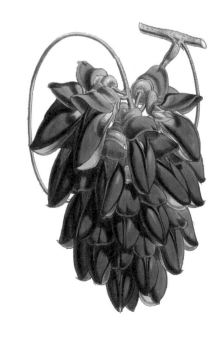

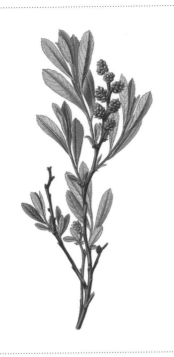

香楊梅　Sweet gale
Myrica gale

枝葉濃密的落葉灌木，原生於歐洲和北美洲的泥炭區。深綠色的葉片，狀似柳葉，搓揉後會散發出香氣，有著穗狀花序（柔荑花序）的花朵。

使用部位：葉子。

傳統用途：歐洲、美洲、中國等地會把葉子浸泡後飲用，藉以調理胃痛、發燒，以及支氣管與肝臟問題；而葉片也會製成飲品，用來舒緩口乾舌燥，也會添加到軟膏裡來治療皮膚問題。

藥用研究：實驗室研究資料佐證，香楊梅的精油可用來驅趕高地臭蟲（highland midge，蘇格蘭高地蠓），同時也證實具有溫和的抗菌功效。

肉豆蔻　Nutmeg
Myristica fragrans

小型的常青樹，原生於印尼「香料群島」摩鹿加群島（Moluccas Islands）。有著淡黃色的鐘形花朵，黃色的果實有著紅色、綠色的斑紋，而種子（肉豆蔻）外頭則覆蓋了一層紅色網狀膜（mace，肉豆蔻皮）。

使用部位：種子。

傳統用途：肉豆蔻的精油用於調理與神經、消化系統相關的疾病，也會添加到牙膏和止咳藥劑裡頭。

藥用研究：實驗室研究顯示，肉豆蔻精油具有抗發炎、抗病毒、抗菌的功效，但也可能會引發幻覺，所以應少量使用為宜。

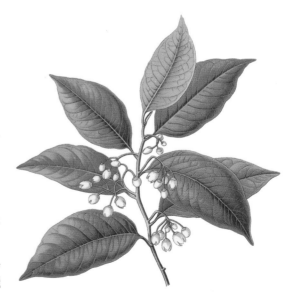

秘魯膠樹、吐魯香脂　Tolu balsam
Myroxylon balsamum

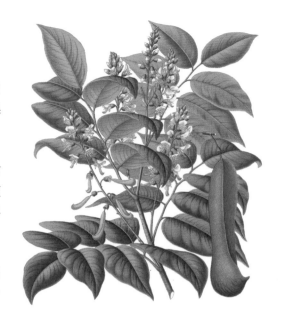

屬於高大的樹種，來自於中美洲，有著白色小花和帶翅的種子莢。割開樹皮、收集樹液，就能取得芳香的樹脂。

使用部位： 樹脂。

傳統用途： 芳香的樹脂用於調理痔瘡、肺結核、性病、咳嗽、哮喘、支氣管炎、頭痛、感冒與流感、風濕，以及各種傷口與肌膚疾病。此外，也會添加到潤喉糖裡，以利處理咳嗽、喉嚨痛的毛病。

藥用研究： 實驗室研究顯示，樹脂可阻礙細菌生物膜的形成，因此可用來解釋其部分傳統用途。

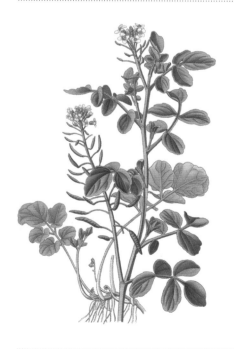

水芥菜　Watercress
Nasturtium officinale

多年生草本植物，來自於歐洲和北亞，有著刺鼻的氣味和白色花朵。需要全日照，喜歡潮濕的土壤，也可在水中生長。

使用部位： 地上部。

傳統用途： 用來促進消化、增進食慾，以及調理咳嗽、黏膜炎和口腔發炎的病症。據稱，水芥菜可以淨化血液，所以也被認為屬於「春季保養處方」。

藥用研究： 水芥菜含有包括 β -胡蘿蔔素在內的抗氧化成分，可保護體內細胞免受損害。研究方面則一直關注於水芥菜的潛在抗癌功效，而且用水芥菜調配製成的處方也具有抗發炎、抗菌的作用。

貓薄荷　Catnip, catmint
Nepeta cataria

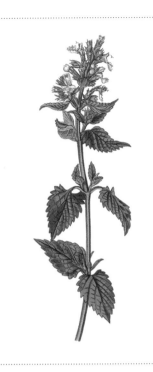

多年生草本植物，分布於歐洲溫帶地區。春季到
秋季會開芳香的小白花，花朵上有粉紅色或紫色
的斑點。

使用部位：地上部。

傳統用途：傳統會沖泡貓薄荷來喝，用於退燒、
助眠，緩解胃部不適，驅除風寒。另也會製成膏
藥，用來減輕腫脹疼痛。與番紅花搭配使用，則
認為可以治療猩紅熱（scarlet fever）和天花。直
到今日，遇到傷風感冒或是胃不舒服的初期症狀
時，仍會沖泡貓薄荷飲用。

藥用研究：貓薄荷含具有抗病毒、抗菌功效的多
種化合物。

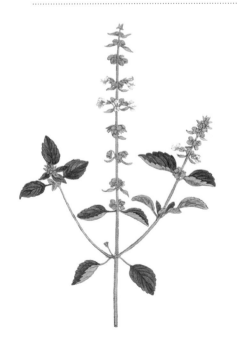

羅勒　Basil
Ocimum basilicum

一年生植物，來自於非洲和亞洲的熱帶地區，不
耐霜害，帶有香氣，現在已是廣泛種植的經濟作
物。不同的品種會散發出不同的微香氣（微檸檬
香、丁香、茴香），還有著多樣的葉片顏色（從
綠色到深紫色皆有），以及多變化的花朵顏色（
從白色到紫紅色皆有）。羅勒需要全日照，以及
排水良好的肥沃土壤。

使用部位：地上部。（台灣的九層塔）

傳統用途：用於治療發炎症狀、皮膚病、心臟疾
病、婦科疾病，以及包括哮喘和百日咳在內的呼
吸道問題，也用於調理發燒與糖尿病。

藥用研究：精油具有抗發炎功效，水萃取物具有
抗菌、抗病毒的活性。

神聖羅勒、荼喜　Holy basil, tulsi

Ocimum tenuiflorum

一年生植物，不耐霜害、喜陽光，原生於印度次大陸，在當地被視為神聖的植物。品種共計有兩種，一個品種是綠色的葉子，另一個品種則是紫色的葉子，從春季到秋末，兩者皆會開出紫色花朵，可生長在各種不同的土壤類型裡。此外，神聖羅勒也常被稱為聖羅勒（Ocimum sanctum）。

使用部位：地上部。（泰國的打拋葉）

傳統用途：在阿育吠陀醫學裡，神聖羅勒已有數千年用做為適應原植物（adaptogen）的歷史，也就是用來平衡體內各種作用的香藥草。神聖羅勒也被視為長生不老藥，做為延年益壽之用。據稱，神聖羅勒含有各種不同作用的活性，如：鎮痛、避育、抗癌、抗糖尿病、抗真菌、抗菌等，同時也能保護肝臟和心臟。外敷使用的話，則是用來調理傷口和皮膚疾病，也製成精油來驅趕蚊蟲。直到今日，阿育吠陀醫學仍會使用神聖羅勒來調理許多不同的疾病。

藥用研究：葉片製成的精油之中，含有許多種生物活性化合物，包括丁香酚（eugenol）和丁香烴（caryophyllene），由此顯示出具備抗發炎、抗氧化特性，也可解釋神聖羅勒的部分傳統用途。其他的研究資料指出，用於心臟病和糖尿病的時候，葉子裡頭的多酚化合物，可說明神聖羅勒如何調節其基因表現。

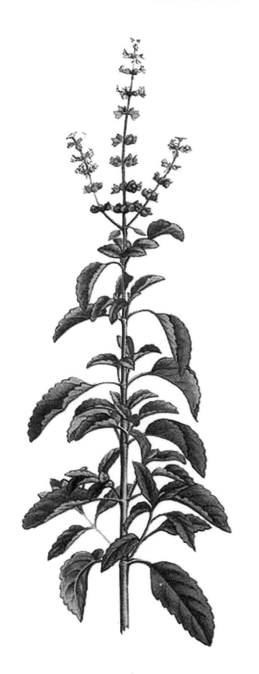

月見草　　Evening primrose

Oenothera biennis

兩年生植物，芬芳的鮮黃色花朵會
在晚上開花。來自於北美洲，但已
在其他地方廣泛落地歸化。

使用部位：整株植物、種子油。

傳統用途：傳統認為，整株植物或
葉子製成的處方，可助眠、緩解疼
痛、哮喘、咳嗽和胃腸道毛病。葉
子的話，則用來治療「婦科疾病」
和調理月事。傳統還會製成膏藥，
塗抹於傷口和瘀傷，以促進癒合。

藥用研究：種子油含有脂肪酸，
其中又以 γ-次亞麻酸（**GLA**）為
重。研究關注於使用種子油來治
理許多不同的健康相關疾病，其
中更以濕疹和經前綜合症為首。
儘管已有部分研究提出很有希望
的結果，但仍需要更多證據來支
持月見草油的相關用途。此外，
已有研究探討月見草油用於多發性
硬化症，以及糖尿病患者可能會發
生的神經損傷之功效。尚有其他未
完成的潛在應用研究，包括類風濕
性關節炎、心臟疾病、老年癡呆。
然而，月見草油早已廣泛用於保養
品，製成各種肌膚用產品。

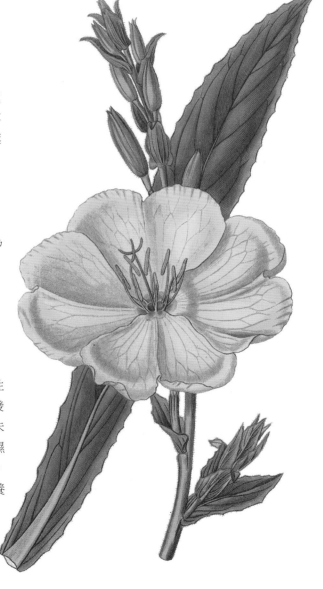

油橄欖　Olive

Olea europaea

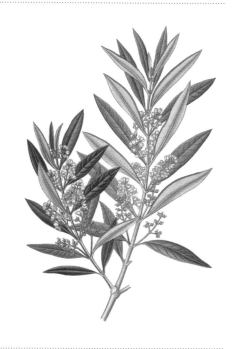

常青樹，一般都能生長數年，原生於地中海
地區。

使用部位：果油、葉子。

傳統用途：葉子用於利尿，以及調理高血
壓。一般認為具有鎮靜作用，可緩解神經緊
張，也用來處理皮膚問題和各種割創傷。

藥用研究：一直以來，橄欖油都是用來舒緩
喉嚨痛，也當作瀉藥使用，也用於舒緩發炎
的肌膚。部分用於軟化耳垢的藥用軟膏和懸
濁液裡頭，也可見到油橄欖的成分。有關橄
欖油的研究，則是關注在預防心臟疾病，也
有在探究用於抗癌的功效。

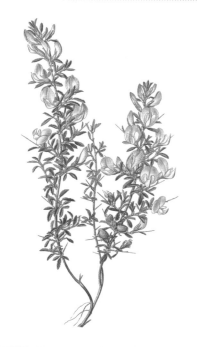

多刺芒柄花　Spiny restharrow

Ononis spinosa

多年生小型灌木，原生於歐洲和非洲北部，
莖上帶刺。夏季會開粉紫色的花朵，生長於
白堊土、石灰石、石灰質黏土。

使用部位：地上部、根部。

傳統用途：傳統會用於膀胱結石，以及抑制
譫妄症（好發於老年人身上的認知障礙）
上，也做為心臟相關疾病的利尿劑；同時也
是溫和的殺菌劑，可調理痛風、腎臟和膀胱
的發炎症狀以及風濕病。

藥用研究：科學研究顯示，多刺芒柄花具有
抗發炎功效，藉此可解釋為何會用於發炎相
關疾病。

沿階草　Mondo grass, lily turf
Ophiopogon japonicus

多年生的常青植物，原生於東亞；屬於相當有
用的地被植物，有著葉形狹長的深綠色葉片，
夏末開白色花朵，之後會結出藍色漿果。

使用部位：塊莖。

傳統用途：傳統中醫認為具有舒緩鎮靜作用，
用於失眠與焦慮。同時，由於認為具有潤滑呼
吸道和消化系統的作用，因此也用來調理咳嗽
症狀。其他傳統用途的部分，還會用來調理便
祕、口乾舌燥和發燒。

藥用研究：實驗室研究發現，沿階草具有抗發
炎和預防血液阻塞的功效，但仍需進行臨床實
驗來佐證。

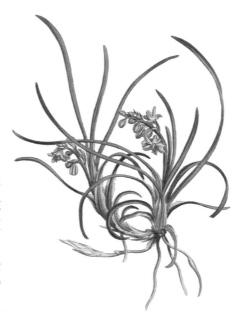

食用仙人掌　Prickly pear, Indian fig
Opuntia ficus-indica

食用仙人掌原生於墨西哥，初夏會開白色、
紅色或黃色的花朵，隨後會結出可食用的紫
色果實。

使用部位：果實。

傳統用途：用來調理糖尿病、肥胖、結腸炎、
腹瀉和良性的攝護腺肥大（前列腺肥大），
也會製成用來對付病毒感染的滋補品。

藥用研究：科學研究指出，食用仙人掌的果實
萃取物可降低血糖，也可抑制發炎反應的基
因表達。由於研究顯示具有抗氧化功效，所
以有些健康飲料會加入食用仙人掌的果實萃
取物。

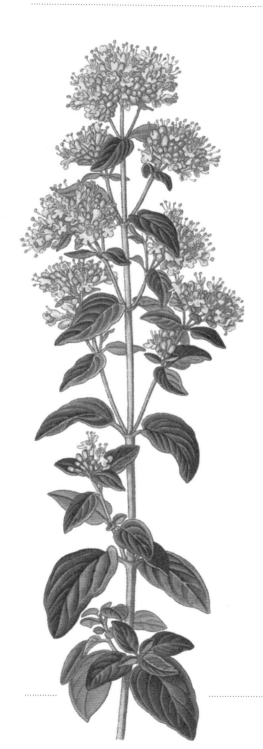

奧勒岡、牛至　Oregano, wild marjoram
Origanum vulgare

多年生植物，氣味芳香濃郁，枝葉濃密，來自於亞洲西南部和地中海地區。葉子呈現深綠色，夏末會開出粉白色的花朵。算是相當受到歡迎的烹飪香藥草，有許多不同的品種。

使用部位：花朵、葉子。

傳統用途：用來治療消化問題、口腔和喉嚨的感染症狀、發燒、割創傷和各種傷口，也可舒緩蜇咬的傷口。據稱，奧勒岡可刺激子宮、舒緩經痛，做用於皮膚時可緩解關節與肌肉疼痛。泰奧弗拉斯托斯（Theophrastus）撰寫的古希臘文本《植物探究》（Inquiry into Plants）中，把同屬性的巖愛草（Origanum dictamnus，又稱為克里特島香草，Cretan dittany）記述為「效果非凡，有廣泛用途，分娩婦女尤其受用」。

藥用研究：奧勒岡精油含有百里香酚（thymol），此化合物具有殺菌作用。關於奧勒岡的科學研究，大多數皆聚焦在其抗菌功能上，對於多種細菌和真菌，奧勒岡精油皆展現出活性。此外，還有研究在探究奧勒岡精油對癌細胞的影響，以及其他成分用於糖尿病的可能性。使用奧勒岡調配而成的處方，已具有抗氧化作用，另有研究在探索用於保護肝臟的潛在功效。

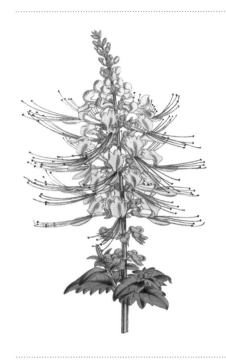

貓鬚草、爪哇茶　Java tea, cat's whiskers
Orthosiphon aristatus

來自澳洲北部的灌木，有著白色或淡紫色的花朵。

使用部位：葉子、莖部。

傳統用途：據悉，傳統上會用來調理風濕疾病，以及膀胱、腎臟方面的問題，並做為利尿用途。此外，爪哇地區會用來調理高血壓和糖尿病。

藥用研究：現代有關爪哇茶的研究，主要是著重在其利尿的功效。部分研究成果已見到良性發展，不過尚需進一步的研究資料。其他研究結果指出，爪哇茶本身與其成分可能可以降低血糖與血壓，而且製成的處方也具有抗菌功效。

酢漿草　Wood sorrel
Oxalis acetosella

多年生匍匐植物，生長濃密，原生於歐洲。春季至仲夏會開小型玫瑰粉花朵，夜間或下雨時，花朵會合起、葉子也會閉起來。喜歡生長於完全遮蔭處，可成為樹木或灌木下方的地被植物。

使用部位：葉子。

傳統用途：用在利尿、化痰、退燒，以及舒緩胃痛，而搗碎葉片製成的膏藥則塗抹於傷口、瘤子和膿瘍上。

藥用研究：科學研究顯示，酢漿草葉片內的草酸，會引發草酸鈣沉澱，這與腎結石和某些關節痛具有關聯性，所以應謹慎服用。

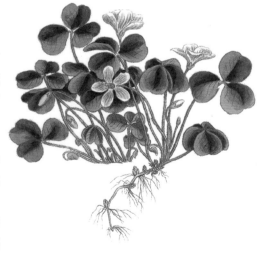

芍藥　Chinese peony
Paeonia lactiflora

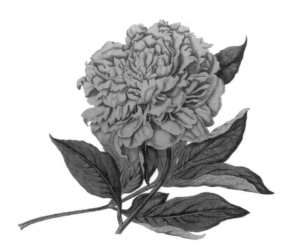

多年生草本植物，原生於亞洲的東部和西部。初夏會開白色至淡粉色的花朵，雄蕊呈現黃色，擁有許多不同的品種。

使用部位：根部。

傳統用途：用做為利尿劑，也用來治療腸胃脹氣、流鼻血、傷口等出血症狀，以及發燒、感冒、神經失調、頭痛、月事問題。傳統中醫則用來調理經痛、出汗、頭痛，以及胸部與胃部疼痛。

藥用研究：實驗室研究顯示，芍藥的萃取物可以調節肌肉痙攣，緩解疼痛，以及促進血液循環。

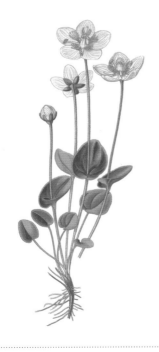

梅花草　Grass of Parnassu
Parnassia palustris

多年生的耐寒小型植物，原生於歐洲，可見於潮濕的沼澤土裡頭。夏季時，細長的莖上會長出嬌嫩的單朵白綠色花朵，以及黃色的雄蕊。

使用部位：地上部開花部位。

傳統用途：具有收斂作用，用於治療傷口，也做為溫和的利尿劑、鎮靜劑，同時也用來調理神經失調與癲癇發作。製成的湯藥，既用來做眼藥膏（水），也用來漱口。順勢療法裡，則用做為焦慮的滋補品。

藥用研究：有關梅花草的化學成分，所知非常鮮少。

野西番蓮　Passionflower

Passiflora incarnata

首批接觸到野西番蓮的歐洲人，乃是入侵
南美洲的西班牙天主教軍隊。樣貌奇特的
花朵，每個部位都會讓天主教軍隊聯想到
耶穌基督的受難（passion）意象。舉例來
說，放射狀細絲就猶如荊棘冠冕，三個花朵
的柱頭代表基督釘在十字架上的釘子，而
五個花藥就像是傷口一般，所以便取名為
passiflora（受難之花之意）。

野西番蓮的種子原生於北美洲東部，曾在數
千年前人類居住過的地方發現該種子。北美
契羅基原住民會浸泡野西番蓮的根部，用
來治療癤子、幫助嬰孩斷奶，耳朵疼痛的
話就倒入耳朵裡。搗碎的根部則會塗抹
在遭荊棘或蝗蟲咬的傷口上，藉以緩解
發炎症狀；同時也會沖泡葉片來緩解焦
慮。野西番蓮果實更直接做為食物，或
是製成飲料享用。其實，較為受到歡迎
的是西番蓮，*Passiflora edulis*，這個品
種的果實。

研究顯示，野西番蓮與其他香藥草
（如啤酒花和纈草）搭配使用，有
助於改善睡眠品質。香藥草師則用來治
療帕金森症，以及帶狀疱疹引發的疼痛感。

生長：耐寒、常青的攀緣植物，很快就能長
到6公尺。夏季開花，需要陽光，偏好潮濕
土壤。

採收：葉子和花朵都能使用，於夏季採摘。

提醒：可能會引發嗜睡，因此若需要駕駛或
操作機械設備，則應避免服用。

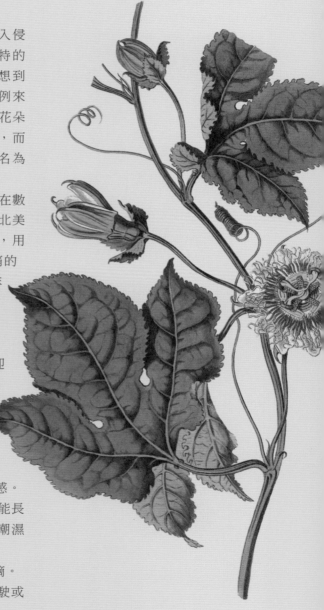

野西番蓮助眠茶

以藥用目的浸泡而成的香藥草茶，往往比享用風味的花草茶，味道更為強烈。所以若覺得味道太苦，浸泡時可添加少許甘草，或者是加入蜂蜜。上床就寢前，可飲用一杯。

3大匙乾燥的野西番蓮

1大匙乾燥的纈草根

2大匙乾燥的檸檬香蜂草葉片

1/2大匙乾燥的薰衣草花朵

500 ml沸水

1/2茶匙甘草或蜂蜜，亦可選用甜味劑

另需要：茶壺、量匙、濾茶器、量杯

1. 香藥草茶和花草茶，最好都是用茶壺沖泡，除了不會弄得到處都是之外，也可提高萃取效果，避免精油揮發。讀者也可選擇先溫壺，再加入乾燥的香藥草。若喜歡帶點甜味，可加入半茶匙的甘草一起沖泡。

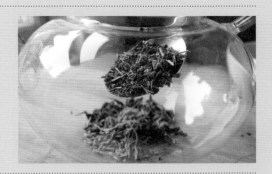

2. 倒入剛煮好的滾水，浸泡十到十五分鐘。

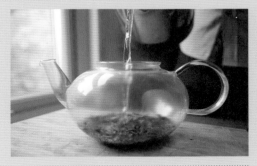

3. 接著使用過濾器倒出茶飲；若想要加重甜味，可加入蜂蜜調味。沒有喝完的茶飲，可放置於冰箱，最多保存三天，並依據需求重新加熱飲用。

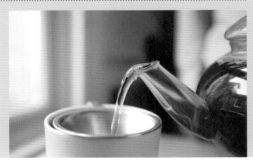

荷葉天竺葵 Pelargonium, sweetheart geranium
Pelargonium reniforme

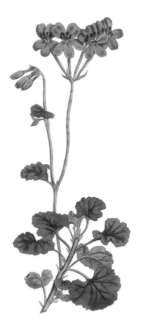

多年生植物，原生於南非，在較為寒冷氣候
的地區是一年生植物，有著白色、粉紅色、
淡紫色或紫色的花朵。

使用部位：根部。

傳統用途：用來治療呼吸道感染、結核病、
痢疾、腹瀉、肝臟疾病、月事失調，至於處
方則用來塗抹於肌膚、癒合傷口。

藥用研究：現今相關的科學研究關注，主要
落在用於治療呼吸道感染的效用上。研究顯
示，荷葉天竺葵的根部及其成分具有抗菌、
抗病毒的功效，也可能有助於免疫反應。

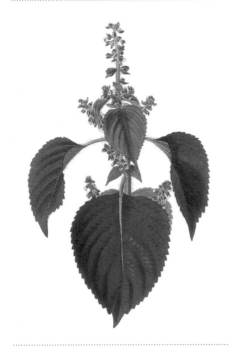

紫蘇 Beefsteak plant
Perilla frutescens

一年生植物，葉多茂密，夏季會開白色花朵，
接著會結出小型的棕色堅果。原生於亞洲，目
前已於北美洲落地歸化。

使用部位：葉子、種子、莖部。

傳統用途：因有暖身、化痰的功效，所以是具
有價值的傳統中藥材。傳統認為種子可緩解感
冒和發冷、噁心、痙攣的症狀，也能調理消化
系統的不適與呼吸道疾病，如哮喘、支氣管
炎。此外，莖部則用來應對孕吐的問題。

藥用研究：同時種植做為食用植物和觀賞植
物，已有研究在探討紫蘇的抗過敏、抗發炎、
抗癌功效，同時也可能可用來緩解花粉症。

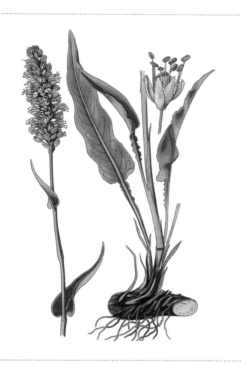

拳參   Bistort, adderwort
Persicaria bistorta

多年生植物，來自於北歐和亞洲，有著粉
紅色的花穗。

使用部位：根莖、根部。

傳統用途：做為舒緩用途，調理腹瀉、痢
疾、霍亂等病症，促進復原。處方則用於
月事方面的毛病，也敷用於傷口、痔瘡，
以及蛇與蚊蟲的叮咬上。

藥用研究：科學研究指出，根部裡有某些
成分具有抗發炎功效。已有研究在探討取
根部製成的處方，用於保護血管和抗癌的
作用。

巴西利、歐芹、西洋芹   Parsley
Petroselinum crispum

兩年生植物，亮綠色，原生於歐洲的中部
和南部。全日照、排水良好的潮濕土壤，
乃是最有助於生長的環境。有著黃綠色的
小花朵，可耕作，也可種植於盆栽。

使用部位：葉子、根部（二年）。

傳統用途：利尿用途，調理痛風、黃疸、風
濕，以及清除腎臟裡的「石礫與結石」。
一次世界大戰時，醫師會給士兵服用巴西
利來治療痢疾。

藥用研究：科學研究顯示，根部萃取物可降
低尿酸含量，正好可用來解釋為何傳統上
會拿來治療痛風。

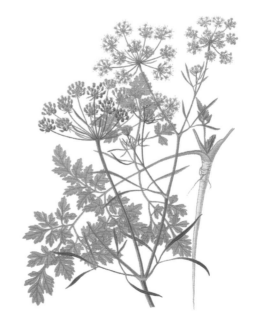

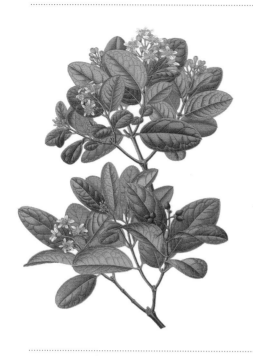

波爾多　Boldo
Peumus boldus

常青灌木或小型樹木，可見於智利，有著散發香氣的葉子，以及一簇簇芬芳的花朵。

使用部位：葉子。

傳統用途：南美洲使用波爾多來治療淋病，據稱葉子具有滋補和興奮刺激的作用，也會拿來調理肝臟疾病和泌尿道感染，並當作利尿劑使用。此外，葉子則用來驅趕出腸道寄生蟲。

藥用研究：有關波爾多的研究關注，一直以來都落在消化相關病症上。實驗室研究顯示，波爾多可能具有肝臟保護、抗發炎的功效。精油的部分，研究認為是含有毒性，同時具有刺激性。

菜豆　Common bean
Phaseolus vulgaris

一年生草本植物，原生於美洲。分有攀緣、蔓生、直立、枝葉濃密等品種，待白色、粉紅色或紫色的花朵開花之後，便會結出可食用的豆莢。

使用部位：地上部。

傳統用途：傳統認為可用於痤瘡、糖尿病、腹瀉、咳嗽、濕疹、風濕、關節炎、打嗝，而磨碎的種子粉末則塗抹於潰瘍處。順勢療法使用的處方，乃是取新鮮香藥草的地上部製作而成，利用於風濕、關節炎、尿道相關疾病。

藥用研究：多數研究都聚焦於菜豆的營養功效，而非藥用用途。

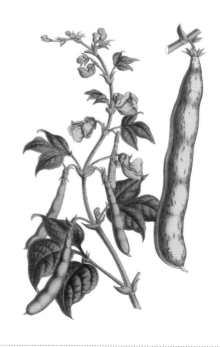

金黃水龍骨   Golden polypody, hare's foot fern

Phlebodium aureum

常青的蕨類植物，分布於美洲的中部和南部、西印度群島，以及美國東南部的部分地區；稱得上是非常適合盆栽種植的植物，但需要慎防霜凍。

使用部位：地上部、根莖。

傳統用途：葉子用來治療腎臟問題、胃潰瘍、關節疼痛，同時傳統上也認為金黃水龍骨可調理肌膚疾病，如牛皮癬。傳統療法會取根莖來調理咳嗽和感冒症狀、肝臟疾病，以及便祕問題。

藥用研究：相關研究著重於使用金黃水龍骨來治療肌膚問題，如白斑病、牛皮癬、皮膚發炎等。此外，金黃水龍骨或許還可保護皮膚，避免受到紫外線的侵害。

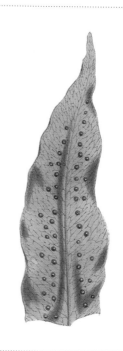

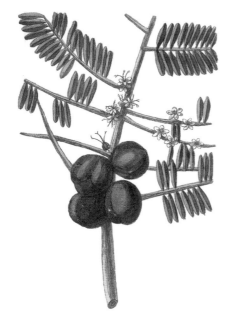

餘甘子   Indian gooseberry, amla

Phyllanthus emblica

中小型樹木，原生於亞洲和部分澳洲地區。可生長於溫暖乾燥的區域，有著淺綠色的葉子和黃綠色的花朵，開花後會結出淡綠色的球形果實，稱為醋栗（gooseberries）。

使用部位：果實，不過所有部位均可使用。

傳統用途：印度與中國的傳統醫學皆做為延年益壽之用，也用於促進消化，治療眼部疾病，改善便祕、咳嗽、哮喘、發燒和心臟不適。

藥用研究：科學研究顯示，餘甘子具有抗病毒、抗菌的功效，可調節與類風濕性關節炎和骨質疏鬆症相關的細胞表現（the expression of cells）。

大茴香、茴芹　Anise
Pimpinella anisum

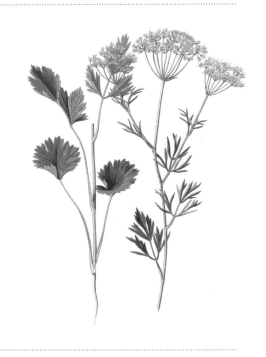

一年生的芳香植物，不耐霜害，原生於非洲東北部。需要陽光，以及排水良好的潮濕土壤。有著綠色的羽狀葉子，夏季會開繖形花序的白色花朵，種子又稱為茴香。

使用部位：種莢。

傳統用途：用於治療腸胃氣脹，以及特別是乾咳情況下的咳嗽，還有罹患支氣管炎和哮喘時，用來排清支氣管。至今，大茴香仍用來製作咳嗽潤喉糖。

藥用研究：初步的科學研究顯示，大茴香可減輕因脂質分解所造成的細胞損壞，這項發現對糖尿病的治療可能會帶來重大影響。

歐洲赤松　Scots pine
Pinus sylvestris

常青針葉樹，原生於歐亞大陸。樹幹高大筆直、橘紅色的樹皮，頂端有著團狀的藍綠色針葉，還有綠色的雌球果，成熟後會轉變成灰色或紅褐色。

使用部位：葉子、樹脂。

傳統用途：萃取葉片取得的精油，能用於殺菌和調理呼吸道、消化系統方便的不適。樹脂則用來調理腎臟、膀胱與風濕相關的疾病。芳香療法會用到歐洲赤松的精油，也會添加入用來緩解胸腔感染的處方，並做成解壓、消除疲勞用的沐浴用品。

藥用研究：樹脂裡的化合物，有許多具有藥用的功效。

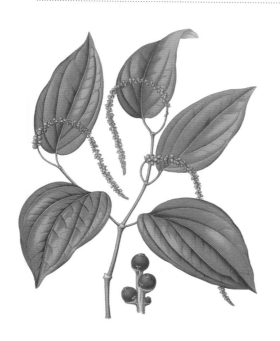

胡椒　Black pepper
Piper nigrum

多年生的木本藤本，原生於東南亞。在排水佳、富含有機物質的潮濕土壤中，可良好生長。從第四年或第五年起會開始結果，並會持續結果七年。

使用部位：豆莢、種子。

傳統用途：傳統會用於退燒，調理泌尿道和胃腸道疾病，以及刺激興奮的用途。

藥用研究：胡椒鹼（piperine）是辣椒主要的生物活性化合物，而科學研究已證實胡椒和胡椒鹼可調節腸道接受器，這一點或許可解釋為何胡椒會用於胃腸道疾病。

乳香黃連木、洋乳香　Mastic tree
Pistacia lentiscus

常綠灌木或小喬木，分布於地中海歐洲海邊灌木叢生的岩石地區。有著紅色的小花和紅色果實，果實成熟時顏色會轉黑，而乳香樹脂是從樹皮的切口收集獲得。

使用部位：樹皮樹脂。

傳統用途：在調理胃腸道疾病方面，乳香黃連木有著悠久歷史，也會製成軟膏來治療肌膚疾病，還會直接咀嚼來降低口腔發生感染的機率。

藥用研究：研究顯示，乳香黃連木的樹脂具有抗菌功效，放入嘴中咀嚼可減少牙菌斑，而其抗菌作用則可能可以解釋為何會用來治療肌膚疾病。

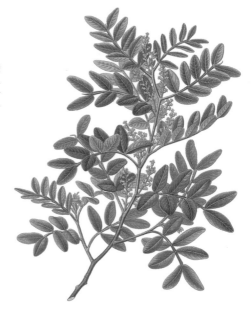

長葉車前草　Ribwort plantain

Plantago lanceolata

歐洲殖民把長葉車前草與其近親大車前草
（Plantago major）帶到了北美洲，美洲原住民稱
之為「白人足跡」（white man's footsteps），正
因為這類植物都是沿著草原上的小徑生長，而其拉
丁文屬名Plantago則是源自拉丁文planta（腳）。
由於適應能力強、生長快速，所以常被棄之為雜
草，不過卻也曾是受到高度重視的藥用植物。《藥
方》（Lacnuga）一書，收集了十到十一世紀盎格
魯撒克遜的醫學記錄和祈禱文，而車前草就納入到
〈九藥草之歌〉（Nine herbs charm）裡頭；這帖
處方既是軟膏配方，也是一道咒語，合起來使用可
治療中毒和「急毒」（flying venom）。據說，車
前草所能承受的苦痛，猶如被公牛和戰車的碾踏程
度。

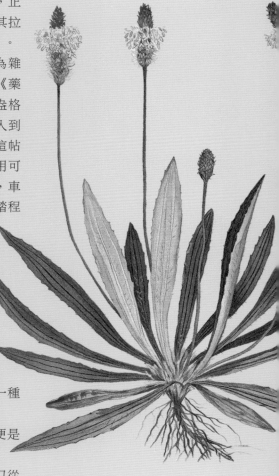

直至今日，傳統醫學仍使用這兩種車前草
來治療各種傷口和燒燙傷，也做為膏藥或
軟膏來去除傷口裡的刺或異物等。新鮮採
下的車前草葉片，則用於治療蚊蟲叮咬和
蕁麻疹。其抗過敏作用鮮明，所以也會以
茶飲或酊劑的方式，用來調理發炎的鼻竇
和花粉症。東歐地區還有一種長葉車前草糖
漿，功用是調理咳嗽和感冒症狀。此外，還有一種
比較少見的用途，即修復消化道的內壁。

生長：草坪裡可見到多年生的長葉車前草，即便是
頻繁除草，也仍可存活下來。

採收：一年四季皆可採摘葉子做為藥用，拿把刀從
根部頂端切下，即可採收如蓮座般生長的葉子。

車前草軟膏

非常適合用來緩解蚊蟲叮咬、蜇傷和蕁麻疹引起的瘙癢感;可把軟膏大量塗抹於患處,若數小時後症狀未改善,可再次塗抹使用。

10 g蜂蠟

100 ml車前草浸泡油（參考第107頁）

5滴薰衣草精油

另需要:耐熱碗、湯鍋、量杯、消毒過的有蓋小瓶罐子

1. 把蜂蠟放入耐熱碗,再把耐熱碗放置於湯鍋上。接著,把沸水倒入鍋中,水量最高到約5～10公分就好,請注意不要讓水濺入蠟碗裡,然後爐子開到中火,隔水緩慢加熱。

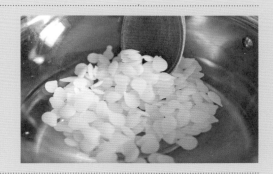

2. 蜂蠟溶解後關火,倒入車前草浸泡油,輕輕攪拌混合。

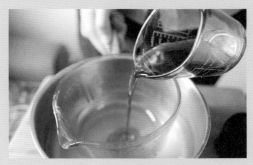

3. 加入薰衣草精油,輕柔攪拌之後,立即戴上烤箱用隔熱手套,把液體分裝入小瓶罐密封;軟膏須在六個月內使用完畢。

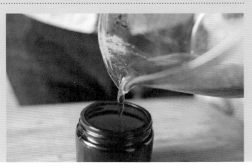

毛喉鞘蕊花　Coleus forskohlii
Plectranthus barbatus

多年生植物，原生於印度，耐乾旱，也能輕微忍受霜凍。生長於全日照，或是樹下遮蔭處。葉子有著刺鼻的氣味；春季到夏末會開穗狀花序的藍色花朵，開花後可進行修剪。

使用部位：葉子、根部。

傳統用途：阿育吠陀醫學會取根部製成的處方，用於治療心臟疾病、抽搐、痙攣性疼痛、排尿疼痛等問題。油膩飲食或飲酒引起的消化問題，以及發燒的時候，南美洲地區會拿葉子來調理身體。此外，也會與其他植物搭配使用來治療瘧疾。

藥用研究：根部含有毛喉素（forskolin），這個化合物可調節體內細胞對荷爾蒙的反應，也最有可能用來解釋根部的許多種藥用用途。葉子也含有像是迷迭香酸（rosmarinic acid）等化合物，而實驗室研究顯示葉子具有抗氧化、抗發炎、抗菌的活性。研究則指出，葉片萃取物可用於抽搐的毛病上。

北美遠志　Senega

Polygala senega

多年生草本植物，分布於北美洲的東部。適
合於林地或造景花園中，可生長在有陽光或
半遮蔭處的各類型土壤裡。夏季會長出數根
莖，每根莖都有白綠色的花穗。

使用部位：根部。

傳統用途：用做為化痰劑，調理咳嗽、急性
支氣管黏膜炎、肺炎，同時也用於治療遭蛇
咬傷和風濕。

藥用研究：根部裡有稱為皂苷的化合物，可
解釋為何北美遠志會被用來做為化痰用途，
因為這類化合物可刺激支氣管黏膜，引發咳
嗽來去除黏液。

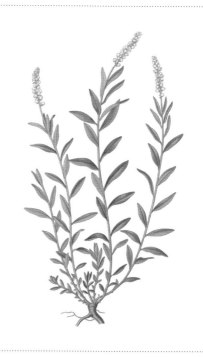

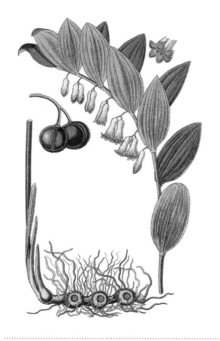

所羅門封印　Solomon's seal

Polygonatum multiflorum

耐寒的多年生植物，晚春會長出多葉的拱形莖
部，上頭有乳白色的花朵，適合種植於有遮
蔭、排水良好的潮濕土壤中。

使用部位：根莖。

傳統用途：據說，黃精屬（Polygonatum）的
癒合傷口功效，乃是所羅門王發現的。傳統中
醫會用來調理心臟疾病、咳嗽，以及促進體液
分泌。阿育吠陀醫學則認為所羅門封印可幫助
恢復精力和壯陽，因此據傳有助於生育。

藥用研究：已有研究在探討根莖內的成分，對
記憶力和延長壽命的效用。若食用所羅門封印
的某些部位，可能會帶來傷害。

扁蓄　Knotgrass, knotweed
Polygonum aviculare

一年生植物，生長於溫帶地區的荒地野草，有著粉白色的小花。

使用部位：地上部。

傳統用途：用於治療呼吸道感染、黏膜炎和咳嗽的民俗療法，據稱具有化痰作用。曾用於結核病患者，處理夜間盜汗的問題。同時也用於利尿、治療肌膚疾病、控制出血，而且順勢療法也會用到扁蓄。

藥用研究：曾有研究調查過扁蓄拿來對抗肥胖、血壓和膽固醇的潛在作用，而研究也關注於製成的處方對牙齦發炎和感染的效用。

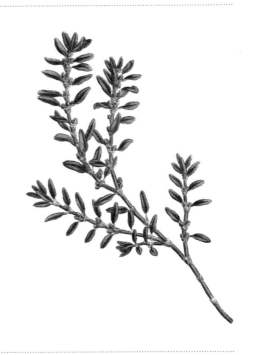

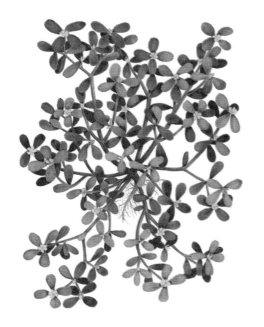

馬齒莧　Purslane, pigweed
Portulaca oleracea

一年生植物，有著肉質葉和黃色小花；來自於亞洲地區，但現已分布在世界各地。

使用部位：地上部。

傳統用途：享有「治病萬靈丹」的稱號；傳統中醫用來涼血、退燒、清毒素。同時也會用來治療癤子、濕疹、蜇傷和遭蛇咬傷。

藥用研究：含有omega-3，係為有助於維繫健康的脂肪酸。由於有研究指出馬齒莧製成的處方可能可以降血糖，因此研究重點都放在對糖尿病的潛在效用上。此外，處方還具有抗菌效用，所以可能有助於保護肝臟和神經細胞。

洋委陵菜　Tormentil

Potentilla erecta

多年生植物，有著明亮的黃色小花，分布於中歐與北歐地區，又以沼澤、草地和樹林為主。

使用部位：根莖。

傳統用途：英文單字Potentilla源自於拉丁語potens，強大的意思，暗指植物本身的藥用功效。傳統上是做為控制腹瀉的收斂處方，口腔與喉嚨發炎的漱口劑，也用於霍亂和發燒症狀，以及緩解痔瘡、治療傷口和潰瘍。藥草學家尼可拉斯‧寇佩珀（參考第81頁）認為，洋委陵菜「非常適合用來讓血液和體液保持正常流動，無論是用在鼻子、嘴巴或腹部都很合適」，「也有助於排出各種毒液或毒藥，以及驅除瘟疫」，同時也能「預防腐敗」。上述聲稱的作用，或許可解釋為何洋委陵菜又稱為「血根草」（bloodroot）。

藥用研究：科學研究指出，洋委陵菜製成的處方可能有助於緩解腹瀉。由於處方具有抗菌功效，所以研究關注落在有助於預防蛀牙的領域。其他研究則指出，洋委陵菜的處方具有抗病毒、抗發炎、抗癌的效果。此外，實驗室研究也在探索洋委陵菜是否有降低血糖的作用，研究關注落在洋委陵菜抗糖尿病的潛在功能。

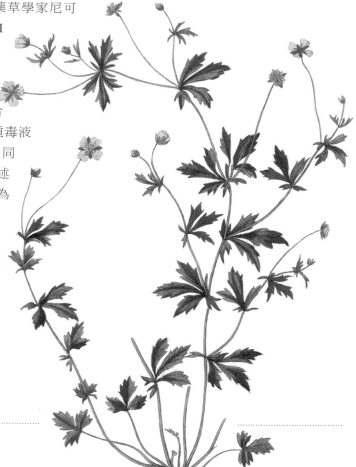

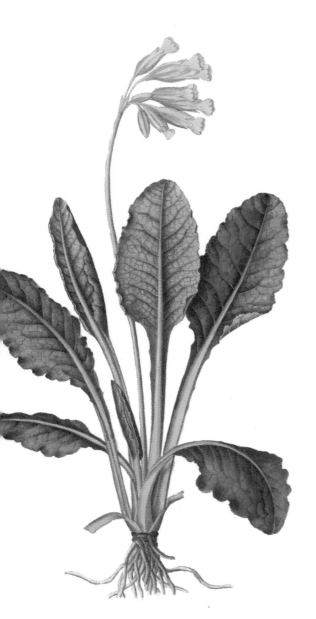

黃花九輪草　Cowslip

Primula veris

耐寒的多年生植物，原生於歐洲和亞洲的溫帶地區，生長於開闊的空地和樹林裡。通常是春季裡第一個開花的植物，細長的莖上會有一簇簇芳香黃色花朵。

使用部位：花朵、葉子、根部。

傳統用途：取葉子做成安神茶，用以舒緩神經和幫助睡眠。根部用來化痰，調理感冒、類流感症狀、百日咳。地上部也用來預防血液阻塞、鎮定止痛，以及治療風濕熱、關節炎、結核病，腎臟疾病、尿道感染。至今，香藥草師仍會用黃花九輪草製成潤膚乳液，用來調理各種肌膚問題，如痤瘡、粉刺、小傷口。

藥用研究：科學研究顯示，黃花九輪草具有抗痙攣的功效，不過仍需進一步的研究來評估是否可用來治療癲癇、顫抖症和帕金森症的患者。根部含有皂苷，可解釋用於化痰的可能原因。

夏枯草、自癒草　Self-heal
Prunella vulgaris

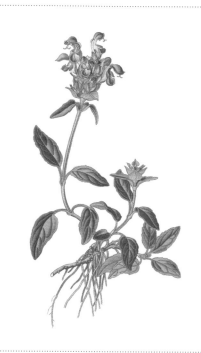

耐寒的多年生植物，原生於歐洲。莖略帶紅色，具有匍匐、自生根的特色。春末一直到秋季，皆會長出紫色花朵；可生長於佈滿青草的濕潤土壤。

使用部位：地上部。

傳統用途：傳統會製成膏藥，用來癒合傷口。藥草學家寇佩珀曾記載，夏枯草又稱為自癒草，因為「受傷時，可用來治療自己」。香藥草師用夏枯草來治療傷口，也用做喉嚨和口腔感染時的漱口劑，而傳統中醫也會用來調理肝臟疾病。

藥用研究：科學研究顯示，夏枯草具有抗病毒功效，也有部分溫和的抗癌作用。

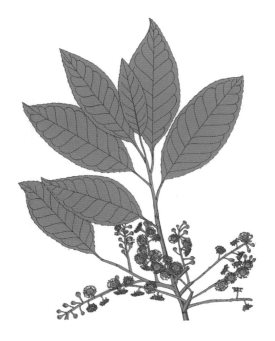

臀果木　Pygeum, African cherry
Prunus africana

原生於非洲雨林，屬於瀕臨絕種的喬木，已被列入「瀕危野生動植物種」規範中，即國際條約《華盛頓公約》。

使用部位：樹皮。

傳統用途：非洲傳統上會用來調理泌尿、腎臟和前列腺方面的毛病，也用於緩解發炎、瘧疾、發燒的症狀。據稱，臀果木也有壯陽的效果。

藥用研究：現代的研究聚焦在臀果木製成的處方，用來緩解前列腺疾病的潛力上，其中又以良性前列腺增生（前列腺肥大）為主。此外，樹皮製成的處方也具有抗發炎效用。

黑刺李　Blackthorn
Prunus spinosa

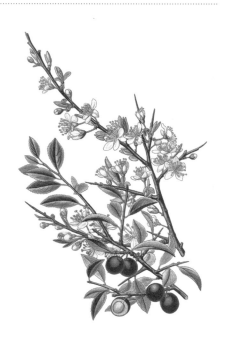

大型落葉灌木或小型樹木，原生於歐洲和亞洲西部。早春會開乳白色花朵，不久葉子就會緊跟著長出來。秋季結果，呈現黑色，帶有紫藍色的蠟質光澤。

使用部位：樹皮、花朵、果實。

傳統用途：傳統上黑刺李用於利尿、收斂、抗氧化，也用來幫助出汗退燒，以及治療胃痛。同時還會浸泡花朵和果實製成滋補品，用來淨化血液、預防痛風、緩解胃痛和風濕痛。

藥用研究：科學研究顯示，黑刺李的萃取物具有抗發炎活性。

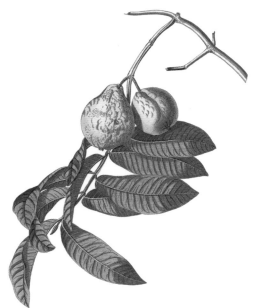

番石榴　Guava
Psidium guajava

熱帶果樹，來自於中美洲和南美洲，有著白色花朵和梨形果實，乃是重要的糧食作物。

使用部位：果實、葉子。

傳統用途：中美洲、南非、加勒比地區，傳統上皆會使用葉子來調理糖尿病。中美洲也會把番石榴用於肌膚疾病上，部分亞洲地區則用來調理消化方面的毛病。

藥用研究：科學研究顯示，葉子製成的處方有抗發炎、抗菌的功效，或許因而具有降低血糖的作用。此外，番石榴的類黃酮成分也展現出可維持血糖濃度的功用。

澳洲葛藤、山葛 Kudzu vine

Pueraria montana var. lobata

落葉藤本植物，來自於中國和日本。由於生長快速，而且根長得很深，所以在歐美部分地區屬於外來入侵種植物。雖耐乾旱和遮蔭，但可能會因此而無法開出散發芬芳氣味的紫色花朵。

使用部位：根部。

傳統用途：乾燥的澳洲葛藤根部是一種傳統中藥，用來治療發燒、頭痛與頭暈，也用來治療腹瀉。傳統上也會用來解渴，促進麻疹發長的速度，緩解心臟疼痛，以及排除「葡萄酒毒素對內臟的損害」。此外，傳統韓國醫學則是會取澳洲葛藤的根部，來治療神經疾病和帕金森症病的病症。

藥用研究：科學研究揭露，澳洲葛藤的根部含有異黃酮，這個化合物具有類似雌激素的功效。一直以來，研究關注都落在使用根部製成的處方來緩解更年期症狀，以及改善記憶力，其中又著重在增進更年期的記憶力，還有就是維護大腦的神經細胞。

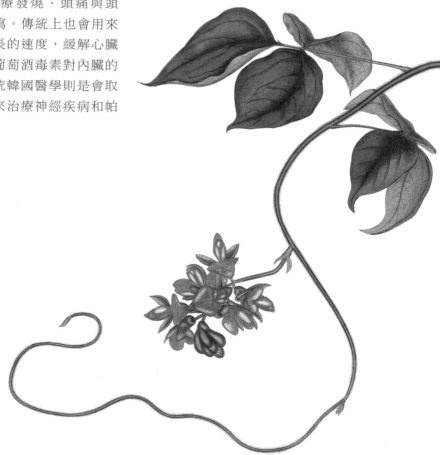

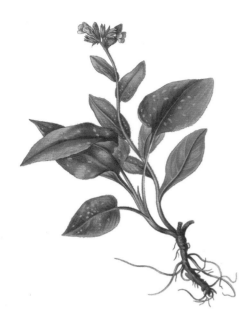

療肺草　Lungwort
Pulmonaria officinalis

多年生的常青植物，原生於歐洲。春季至初夏時，粉紅色的花朵會轉為藍紫色；生長於遮蔭處。

使用部位：葉子。

傳統用途：根據中世紀的藥效形象説（參考第81頁），療肺草葉子上的斑點象徵著患者肺部，所以可以用來調理胸腔方面的疾病，如支氣管炎和哮喘。此外，順勢療法和香藥草療法也會用來調理支氣管炎、咳嗽、腹瀉。

藥用研究：科學研究顯示，葉子含有大量黏液，就此可解釋為何傳統會用來治療喉嚨痛。

歐白頭翁、帕斯花　Pasque flower, pulsatilla
Pulsatilla vulgaris

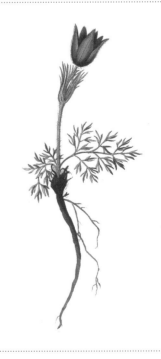

耐寒的多年生高山植物，原生於歐洲。葉子長出來之前，會先開紫色的鐘形花朵，且開花後的種子頭絨毛樣子，相當迷人。

使用部位：地上部。

傳統用途：據稱，歐白頭翁具有讓人放鬆的效用，可用來緩解神經緊張和助眠，也用於耳痛、頭痛、呼吸道感染、咳嗽、哮喘、經痛，以及皮膚感染，如癬子。

藥用研究：有關歐白頭翁的研究，落在對子宮能起到的作用。研究指出，其成分具有鎮靜和退燒的功效。新鮮的歐白頭翁有毒，觸碰到可能會引起過敏反應。

普通櫟木   Common oak
Quercus robur

落葉樹，生長緩慢，原生於歐洲。既長又往
下墜的是雄花，屬於柔荑花序，而穗狀花
序，樣子較短的是雌花（授粉後會發育成果
實或橡果）。

使用部位：樹皮。

傳統用途：橡樹的每個部位都可用於退燒，
而樹皮的應用範圍更廣，包括慢性腹瀉、痢
疾、神經失調。另外也會製成藥膏，敷用於
牙齦和痔瘡做為止血之用。

藥用研究：研究顯示，樹皮含有許多抗菌活
性的化合物，因此可解釋為何傳統會用來治
療胃病。

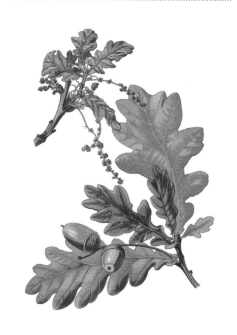

藥鼠李   Common buckthorn
Rhamnus cathartica

落葉灌木或小型樹木，原生於歐洲和非洲北部。
秋季時，帶有光澤的綠葉會轉為黃色，春季會開
一簇簇的黃色花朵，接著會結出紅色漿果，成熟
漿果的顏色會轉為黑色。藥鼠李尖端的枝帶刺，
因此非常適合做為保護樹籬。

使用部位：果實。

傳統用途：九世紀用做為瀉藥，更用於慢性便祕
上。藥鼠李也用來幫助排汗、排解低燒症狀、治
療膽結石、痛風、風濕病，以及體內積水問題。
同時也會塗抹在身體，用來治療肌膚疾病、除
疣。

藥用研究：研究發現，果實具有抗發炎功效。

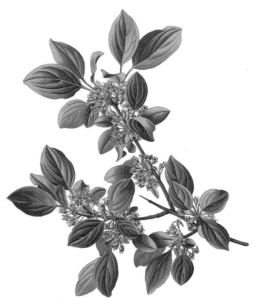

藥用大黃　Chinese rhubarb
Rheum officinale

多年生灌木，原生於中國。潮濕但不泥濘的土壤，以及全日照的環境之下，可成長茁壯。紅色莖接近地面的位置，會長出呈現三角形或心形的葉子，夏季會有白色或桃粉色的花朵。

使用部位：根部、莖部。

傳統用途：做為緩解便祕的瀉藥，也用來治療胃部的腫瘤，而傳統中醫則用來調理胃部疾病。

藥用研究：根部含具有抗菌和抗酵母菌（念珠菌，Candida）的活性化合物，另有針對根部與莖部的研究，旨在探討藥用大黃用來治療B型肝炎的效果。

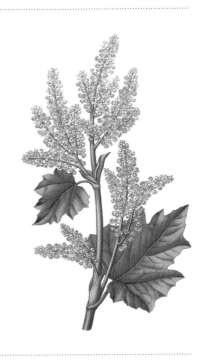

醋栗　Gooseberry
Ribes uva-crispa

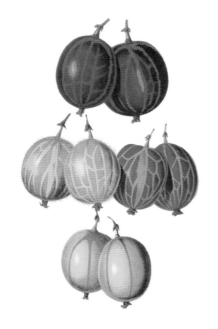

落葉灌木，原生於歐洲、非洲西北部、亞洲部分地區。春季開綠色的鐘形花朵，接著會結綠色果實，有著紅、黃、白不同顏色的果實品種。

使用部位：果實、葉子。

傳統用途：果實用做為瀉藥，以及淨化身體的滋補品。葉子用於結石與痢疾的病症，並製成治療傷口的膏藥。至今，新鮮的果實仍做為溫和瀉藥之用。

藥用研究：科學研究顯示，果實和葉子含有抗氧化、抗菌的活性化合物。

雜草和藥用植物

有句話是這麼說：「雜草只是一種長錯地方的植物。」這說法反映出了我們社會對於雜草的定義，而且不同的時代給予植物的價值也不同，因此植物的定義就會隨之轉變。當農業技術逐日發展，植物的栽培品種變得更大、更甜、更花俏時，長在野地的原生種則會有遭鄙棄，成為得去除、摧毀、忽略的植株。

然而，植物開始用做為藥用用途的時候，全部都是在野地裡生長。現代深受大眾喜愛的處方植物中，仍有許多還是長在野地裡，例如蕁麻（蕁麻屬 Urtica）、車前（車前草屬 Plantago）、薄荷（薄荷屬 Mentha）、酸模（酸模屬 Rumex）等。

此外，最有可能的情況正是因為野生植物身為「雜草」的這一點，所以才會廣泛做為藥物用途。雜草生長於未經整理，有著眾多干擾的環境裡，通常也就是在人類活動區域的周圍，不只是生長迅速，適應性還很強，一年四季大部分時間都可容易取得。另有觀點認為，野生植物的效用比植栽植物好；部分研究結果發現，在充滿壓力下生長出來的植物（雜草），部分化合物的含量都會比較高。最後，還有一點，雜草其實就是一種非常合適該棲息地的植物，幾乎不需要特別照料就能生長良好。

或許有些人曾花費許多年時間想要種植某些種類的雜草，但都失敗了，所以不是很想再嘗試。不過，現在認識了這些雜草的藥用價值後，種起草來可能會變得比較有趣，也希望種植成果會變好。

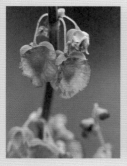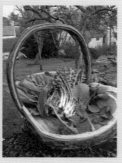

左：法國酸模（french sorrel，Rumex scutatus）的種子。
右：花園常見的雜草，可採摘做為食物或藥用植物。

犬薔薇、犬玫瑰　Dog rose

Rosa canina

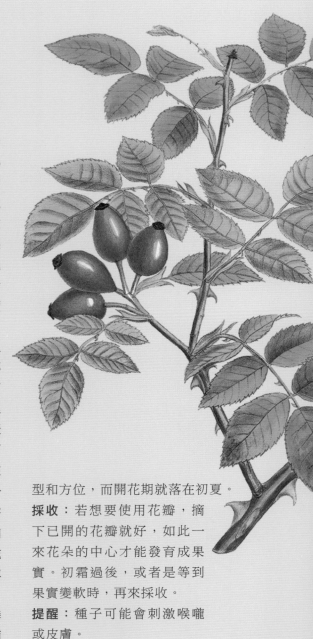

二次世界大戰期間,由於海上封鎖的緣故,水果無法進口到英國。為顧及國民的健康,邱園的植物學家羅納德·梅爾維爾(Ronald Melville)與政府合作,發展出一種玫瑰果糖漿(rosehip syrup),可提供人體所需的重要維生素C。梅爾維爾發現,與其他品種的玫瑰相比,犬薔薇果實的維生素C含量比較高。一九四一年,英國全國上下展開採集作業,並在後續四年裡,總計從野地採摘了一千多噸的果實。英國在冬天給孩童喝玫瑰果糖漿的習慣,也一直持續到一九六〇年代。

人在生病感染期間,體內原有的維生素C會迅速耗盡。長期以來,玫瑰果都被認為對感冒、流感和復原期會很有助益。維生素C在膠原蛋白的製作過程中,也扮演著至關重要的角色,而人體的肌腱和韌帶裡就含有膠原蛋白,這可說明為何傳統會建議食用玫瑰果糖漿來治療風濕性疼痛。此外,玫瑰果也用於腹瀉和胃炎病症。玫瑰果籽油富含必需脂肪酸和抗氧化劑,可用於淡化疤痕和妊娠紋。九世紀時,義大利人會嗅聞乾燥的玫瑰花瓣,據稱可藉以強健大腦與心臟,並幫助恢復精神。

生長:犬薔薇需要全日照,以及能夠攀爬的環境,但能適應各種不同的土壤類型和方位,而開花期就落在初夏。

採收:若想要使用花瓣,摘下已開的花瓣就好,如此一來花朵的中心才能發育成果實。初霜過後,或者是等到果實變軟時,再來採收。

提醒:種子可能會刺激喉嚨或皮膚。

玫瑰果糖漿

雖說其他栽植品種的玫瑰果實也可行，但為能取得最佳的風味和最多的維生素C含量，最好是選用犬薔薇的果實。冬季時，每天可服用兩次，每次就一勺甜點匙的糖漿量，可直接入口，也可以加入一點溫水中飲用，另也可加入燕麥粥。

150 g玫瑰果

500 ml水

約400 g糖

另需要：食物調理機、料理秤、小湯鍋、乾淨的棉紗布、漏斗、量杯、消毒過的有蓋瓶罐

1. 把玫瑰果放入食物調理機中切碎數秒鐘。

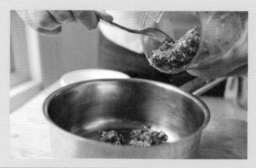

2. 把攪碎的玫瑰果倒入小湯鍋、加水煮沸，持續滾十分鐘，再蓋上鍋蓋、靜置一小時。等到冷卻之後，棉紗布鋪上漏斗，把液體過濾倒入量杯。

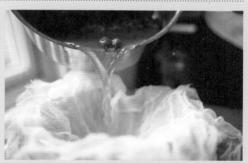

3. 記下此時液體的量，然後再倒回乾淨的小湯鍋裡。每30ml的液體，兌上30g的糖。以小火加熱至糖溶解，稍微再燉煮個五分鐘後，即可關火。等到糖漿冷卻，再倒入瓶罐。放置於涼爽無光的地方，最多可保存一年。

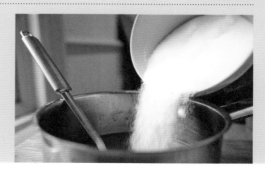

迷迭香 Rosemary
Rosmarinus officinalis

「迷迭香，幫助記憶用；祈禱、愛、不要忘記。」(《哈姆雷特》第四幕第五景)這是奧菲莉亞(Ophelia)的台詞，而此番話近期也獲得了諾桑比亞大學(Northumbria University)的研究證實。該份研究指出，嗅聞迷迭香精油可提振心智能力，像是改善長期記憶、前瞻性記憶(記得未來要完成的工作)、心算能力等。內服的話，則可對大腦中的化學訊號起到作用，進而可能改善憂鬱病症。

羅馬軍隊的外科醫生佩丹尼歐斯·迪奧斯克里德斯，在其香藥草書《藥物論》中，建議使用迷迭香來治療黃疸和消除疲勞，也建議於運動前服用，此外還記述指出迷迭香具有「暖身」的功用。十七世紀的藥草學家寇佩珀(詳見第81頁)則是如此寫道：「(迷迭香可改善)頭部和大腦的發冷症狀……以及心智感到困倦、遲鈍的狀況。」據稱，迷迭香可改善頭部血液循環，可用來調理神經緊張、情緒低落和頭痛的毛病。迷迭香對於血液循環的影響，則可以解釋為何會用來促進頭髮生長，以及減緩神經疼痛與坐骨神經痛。同時，迷迭香也是肌膚按摩產品裡會用到的成分。此外，如同許多薄荷家族裡的香草一樣，迷迭香可用來促進消化和減緩腸道痙攣，也同樣具有抗菌、抗氧化的作用。

生長：在排水良好的土壤，且陽光充足，有遮蔽的環境下，能有最好的生長表現，從早春到深秋皆會一路開花。

採收：僅切下新長出的綠色部位。

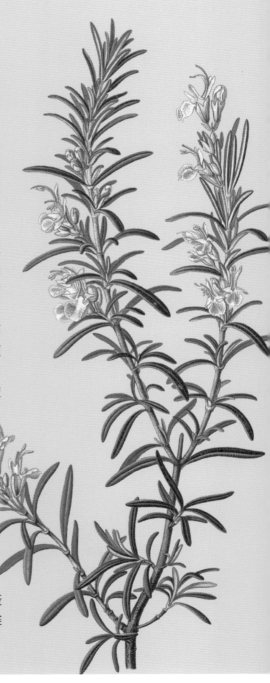

迷迭香浸泡油

把浸泡油當作肌肉按摩油大量塗抹使用，也可添加幾滴自己所喜愛的精油，還可與蜂蠟混合製成香膏（詳見第43頁），亦可做為髮油。

50 g乾燥的迷迭香嫩枝

300 ml橄欖油

維生素E油

另需要：小湯鍋、耐熱碗、量杯、乾淨的棉紗布、漏斗、消毒過的有蓋瓶罐

1. 準備一個大小適中，放入小湯鍋時不會觸碰到鍋底的耐熱碗。先在耐熱碗中，剝下嫩枝上的葉子，盡可能把莖和葉都捏碎，接著再倒入橄欖油。

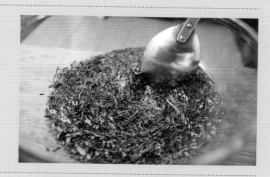

2. 在小湯鍋中，加入足夠的滾水，好讓耐熱碗剛好泡在熱水裡。蓋上略為寬鬆的蓋子，然後以小火隔水加熱三小時，請注意不要加熱到冒泡了。

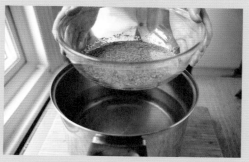

3. 待其冷卻之後，漏斗鋪上棉紗布，把液體過濾倒入消毒過的瓶罐。接著，加入三滴維他命E油（有助於保存），然後輕輕搖勻。可放置於涼爽無光之處，或是放入冰箱保存，請於三個月內使用完畢。

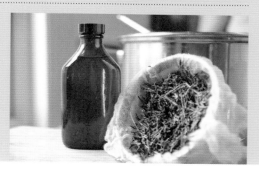

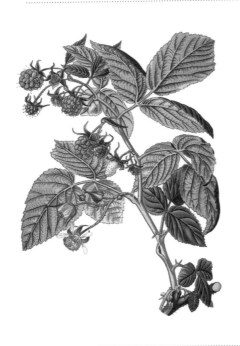

覆盆子　Raspberry
Rubus idaeus

多年生落葉灌木，來自於歐亞，現已廣泛分布。莖常會帶刺，有著多汁的錐形果實，顏色呈紅色至黃色。

使用部位：葉子。

傳統用途：傳統上認為，葉子可在孕期和分娩時強健子宮，同時也認為具有收斂、抗腹瀉的功效。可製成漱口水，治療潰瘍，以及牙齦和喉嚨疼痛，還可製成用來緩解結膜炎的洗劑。

藥用研究：現有研究聚焦於用葉子製成的處方，能對子宮產生的作用，以及緩解月事症狀的潛力效用；但孕期或分娩期，不建議服用。

皺葉酸模　Yellow dock
Rumex crispus

多年生植物，原生於歐洲和亞洲西部；適合各種棲息地，從荒地到海岸線皆可生長。夏季時，高大的莖會盛開出綠色花朵。

使用部位：葉子、根部。

傳統用途：根部用來調理貧血，通常會與蕁麻（Urtica dioica）搭配使用。葉子則製作成膏藥，用來舒緩蕁麻疹帶來的刺痛感，同時調理肌膚潰瘍、關節發炎的病症。此外，根部的浸泡液可用來調理香港腳。皺葉酸模在香藥草裡會做成一般補品，順勢療法則用來調理呼吸道相關疾病。

藥用研究：萃取物具有抗發炎功效。

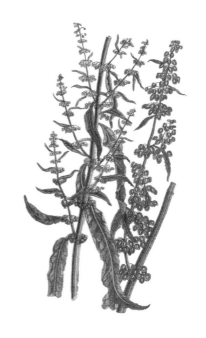

假葉樹 Butcher's broom, box holly
Ruscus aculeatus

多年生的小型長青灌木,有著帶刺的深綠色葉片。深秋至冬季,雌株會結紅色漿果。分布於歐洲南部,常可見於林地。

使用部位:根莖、根部。

傳統用途:使用根莖和根部製成的傳統處方,乃用來調理靜脈曲張、痔瘡、水腫、關節炎,也能製作成敷料,用來緩解凍瘡和除疣。此外,傳統上也認為假葉樹具有瀉藥的作用,而古希臘軍醫迪奧斯克里德斯則把假葉樹拿來調理腎結石的病症。

藥用研究:多數的科學研究,皆聚焦在假葉樹有益於靜脈與循環問題的潛在效用,包括腿部的沉重感與痛感,小腿抽筋、腿部腫脹與瘙癢等問題。有些研究指出,根部製成的處方,以香藥草形式服用,或是製成潤膚霜直接塗抹於腿上,能緩解上述症狀。據悉,假葉樹製成的軟膏和栓劑,可以減輕痔瘡的病症。此外,已有研究在探究根部製成的處方,用來緩解經前症候群症狀的潛在功效;其他也有研究指出,假葉樹具有抗發炎、抗菌、抗真菌的作用。

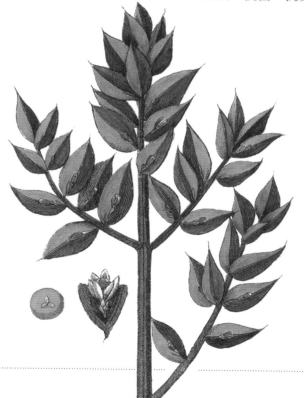

白柳樹　White willow

Salix alba

落葉喬木，生長迅速，原生於歐洲以及
亞洲的西部和中部。葉背是白色的，有
著一簇一簇的小花稱作為柔荑花序。白
柳樹可生長於多數土壤類型裡，但若能
鄰近水域，則能成長苗壯。不同的品
種，其外觀各有所差異。

使用部位：樹皮、葉子。

傳統用途：用於治療疼痛、緩解痛感、退
燒，以及調理像是黏膜炎之類的呼吸道
疾病，另有殺菌的用途，有著悠久的應
用歷史。現代而言，白柳萃取物已用於
保養品，以及許多不同的保健品。

藥用研究：一七六三年，英國牛津郡愛德
華·史東（Edward　Stone）牧師所做的
早期臨床實驗裡，發現白柳樹的樹皮萃
取物可退去瘧疾熱。許多柳樹的傳統用
途，皆與因發炎而起的疼痛治療有所關
聯，這部分可藉由含有柳酸（salicin）的
緣故來做說明；因為人體會把此化合物
轉化為水楊酸，而水楊酸本來就具有緩
解疼痛的效用。較為近期的臨床實驗顯
示，與安慰劑相比，白柳樹的樹皮萃取
物在治療骨關節炎患者的疼痛感這點，
效果顯著好很多。

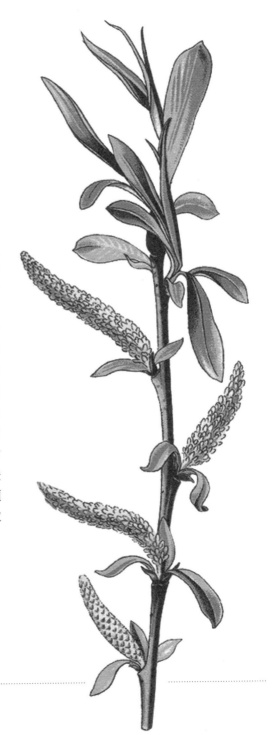

鼠尾草 Sage

Salvia officinalis

多年生的常青芳香植物，初夏會長出灰綠色的葉子和藍紫色的花朵。鼠尾草是種可在花園裡做為裝飾的灌木，可耐受涼爽的氣候。

使用部位：葉子。

傳統用途：由於鼠尾草具有殺菌、抗發炎的效用，所以在歐洲傳統香藥草裡一直都很有名，也被拿來治療喉嚨痛，以及口腔和牙齦的發炎症狀。據稱，鼠尾草可減少出汗，以及緩解像是腸胃氣脹之類的消化問題。十六世紀藥草學家約翰‧傑拉德（詳見第81頁）聲稱，鼠尾草「對頭部和大腦特別有益處，可加速神經和記憶的能力」。

藥用研究：研究關注一直都落在鼠尾草對於增進記憶力的潛在功效，多項科學研究結果顯示，一般花園裡的鼠尾草（S. officinalis）和西班牙鼠尾草（Spanish sage，S. officinalis subsp. Lavandulifolia，亦稱為薰衣草鼠尾草），兩者皆可增進學習與記憶的能力，也都可以改善阿茲海默症的症狀。鼠尾草製成的處方，具有抗發炎、抗氧化的功效，或許還可以改善神經功能、保護神經細胞。此外，也有研究在探討鼠尾草減少出汗的作用，其中又以用來改善更年期盜汗症狀的部分更是受到重視。

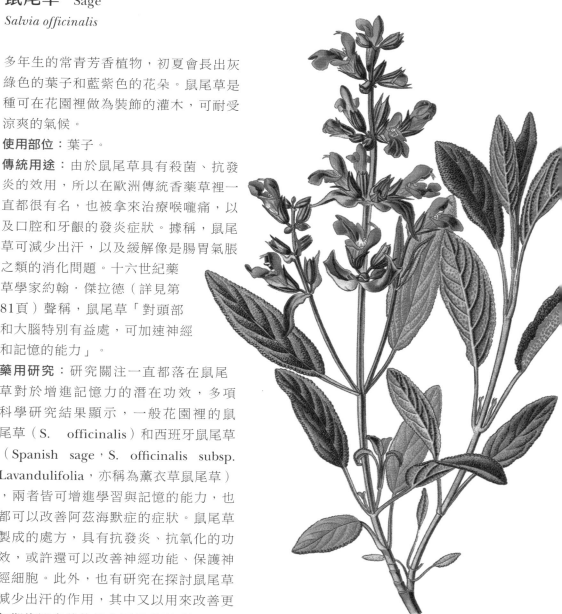

西洋接骨木　Elder

Sambucus nigra

西洋接骨木（樹）身分相當分歧；既背負迷信特質（人們認為把接骨木帶進屋內會招來厄運），又因具有多種療效而受到敬重。屬於快速生長的樹種，樹的中心很特別，乃是很容易去除掉的空心海綿狀，所以古代會取西洋接骨木的樹枝來製作成管樂器。

傳統會取西洋接骨木的花朵來治療花粉症，通常與蕁麻、蓍草、小米草（eyebright）、薄荷搭配使用，認為在花粉季來臨前一個月，若能定期服用西洋接骨木花朵製成的濃茶，那麼效果會是最好的。至於漿果的主要用途，則是拿來治療感冒和流感。近期研究指出，西洋接骨木果可阻礙病毒附著在呼吸道上，預防病毒滋生；通常是製成糖漿來服用，有助於增添受感染喉嚨發癢的舒緩效果。

生長：生長於樹籬或是林地邊緣，且是陽光照射得到的地方，或是半遮蔭處，喜歡富含氮又保持濕潤的土壤。每兩到三年的時間，皆要修剪下最多1公尺的枝葉。

採收：選擇出太陽的日子，採摘下聞起來新鮮、有黃色花粉覆蓋的花朵。使用剛採收的花朵製作甜酒，也可於乾燥後用來泡成茶飲或是製成酊劑。漿果的話，採摘顏色呈深紫色和、質地柔軟的果實，另可冷凍保存。

提醒：葉子和樹枝具有毒性。

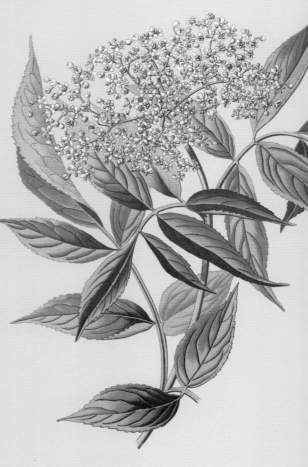

西洋接骨木漿果果醋

想要同時享有西洋接骨木漿果的風味與
藥用效果，浸泡成醋是個好方法。西洋
接骨木漿果果醋可調製沙拉醬，也可用
來醃肉，或是添加進肉醬裡和其他醬汁
之中。剛出現感冒或流感的症狀時，即
可服用；每天三次，每次一茶匙。

300 g西洋接骨木漿果

250 ml蘋果酒或白葡萄酒醋

30 g黑糖

另需要：料理秤、叉子、小湯鍋、量杯、壓泥器、
乾淨的棉紗布、漏斗、消毒過的有蓋瓶罐

1. 用叉子的尖端，從莖上取下漿果（若
   先將漿果冷凍，比較不會把桌面弄
   髒），可直接在碗上方操作，便可接
   取滴下的果汁。

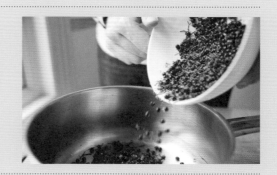

2. 接著，於小湯鍋內倒入醋，蓋上鍋蓋
   後以小火加熱三十分鐘，然後靜置兩
   小時。

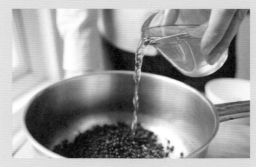

3. 用壓泥器把莓果壓成果泥，再把平底
   鍋放回爐火上，加入糖，繼續攪拌至
   溶解。稍微冷卻過後，漏斗上鋪上棉
   紗布，過濾倒入消毒過的瓶罐。可保
   存兩年。

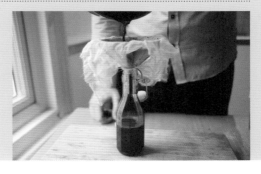

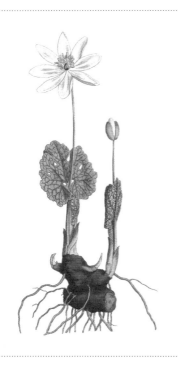

血草根　Bloodroot
Sanguinaria canadensis

多年生植物，可見於北美洲的林地。早春長出葉子之前，會先開出白色的杯形花朵，另有重瓣花的品種。生長成果最好的條件，乃是潮濕的土壤，以及一天只有部分時間有陽光之處。

使用部位：根莖。

傳統用途：長久以來，傳統上都是習慣用來幫助催吐，以及治療呼吸道疾病。

藥用研究：科學研究顯示，血草根含有血根鹼（sanguinarine），屬於一種苄基異喹啉生物鹼（benzylisoquinoline alkaloid），具有抗菌的功效。因此含有血根鹼的產品已用來製成牙膏，做為抗菌用途，防止牙菌斑的形成。

地榆　Great burnet
Sanguisorba officinalis

多年生的耐寒草本植物，來自於北半球溫帶地區。秋季時，迷人的綠葉會轉紅，夏季和初秋的時候，則是會出現穗狀花序的球狀紫紅色小花。喜歡排水良好的潮濕土壤，以及陽光照射得到或是有部分遮蔭的地點。

使用部位：地上部。

傳統用途：藥草學家寇佩珀（詳見第81頁）曾寫道，莖稈「可振奮精神，讓人感到神清氣爽，驅散憂鬱」。傳統中醫裡，地榆則是用來降火、止血、清熱和治療傷口。

藥用研究：研究成果顯示，葉片和花朵中的化合物具有抗發炎功效。

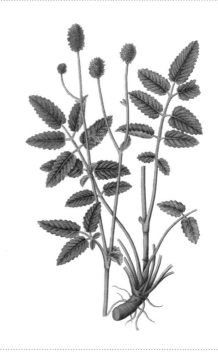

軟雀花   Wood sanicle
Sanicula europaea

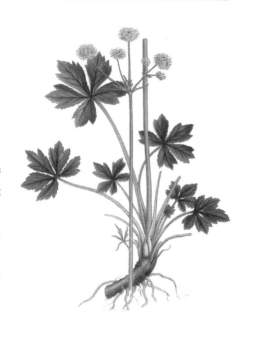

多年生植物，來自歐洲，有著深綠色的裂葉，
夏季會開粉白色的花朵，遮蔭處有利於生長。

使用部位：根部。

傳統用途：調理胃腸道和呼吸道方面的疾病，
也用於輕度的肺部發炎與阻塞、咳嗽、支氣管
炎的病症。傳統上也外用來處理皮膚問題、痔
瘡，另也用來止住鼻血。取根部製成的茶飲，
可做為化痰劑、驅除風寒的補品，以及處理喉
嚨痛的漱口劑。

藥用研究：研究發現，含有皂苷和酚類
（phenolic）化合物，可用以解釋軟雀花的部
分藥用功效。

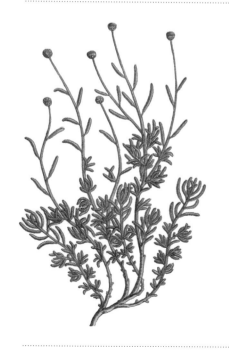

薰衣草棉、棉杉菊   Cotton lavender
Santolina chamaecyparissus

地中海地區的矮小常青灌木，銀灰色葉子會
散發芳香，有著黃色的花朵。

使用部位：地上部。

傳統用途：藥草學家寇佩珀（詳見第81頁）曾
寫道，薰衣草棉「可抵禦毒藥、腐爛，並可
治癒有毒野獸咬傷的傷口」。傳統上會使用
汁液來清洗眼睛，而植株可處理孩童的寄生
蟲問題，嫩枝則用來驅趕飛蛾。

藥用研究：研究指出，薰衣草棉具有抗發炎、
抗潰瘍功效，可能還可以調節免疫系統，不
過這些作用都尚未獲得人體實驗的證實；另
有研究已在探究薰衣草棉油的抗菌功效。

夏季風輪草　Summer savory

Satureja hortensis

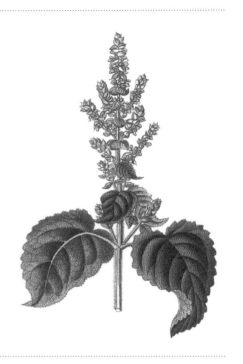

一年生植物，原生於非洲北部、歐洲南部、中東、亞洲中部。夏季會有淡紫色的管狀花朵，葉子呈青銅綠的顏色；可種植做為邊界植物。

使用部位：地上部。

傳統用途：藥用目的是為了調理消化問題、肌肉與骨骼疼痛，以及各種不同的傳染疾病。以往認為，辛辣味有助於瘦身，也可預防腸胃脹氣。英國殖民者把夏季風輪草帶來到北美洲，製成茶飲時可用來治療腹瀉。

藥用研究：葉片裡的精油，含有百里香酚，具有抗發炎和抗菌的活性。

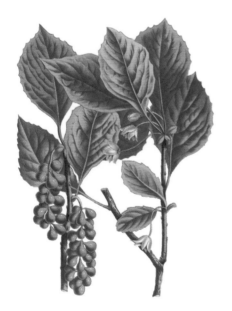

五味子　Magnolia vine

Schisandra chinensis

落葉攀緣植物，生長於中國、日本、韓國的野外地區。春末起會開出散發香氣的奶白色或淡粉色花朵，接著會結出粉紅色或是紅色的果實。

使用部位：果實。

傳統用途：屬於傳統中藥，用於呼吸困難和咳嗽，也用來減緩出汗和頻尿的症狀。同時，果實也用於緩解腹瀉、心悸和失眠。身體疲憊時，傳統認為五味子是可以刺激且強化身體的補品。

藥用研究：果實可能有助於保護肝臟、消除疲勞，以及增強耐力。此外，研究也關注於五味子抗癌、抗氧化的潛在作用。

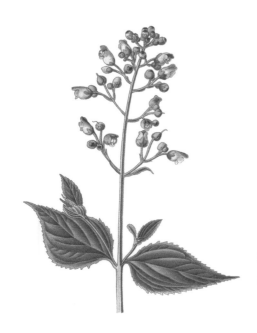

歐洲玄參、林生玄參　Knotted figwort
Scrophularia nodosa

多年生植物，分布於歐洲和亞洲的北部溫帶地區。生長於潮濕的林地、近溪流處，以及樹籬。葉子有著難聞的氣味，夏季花朵呈綠褐色。

使用部位：葉子。

傳統用途：依據藥效形象說（詳見第81頁），歐洲玄參能夠治好喉嚨的疾病瘰癧（scrofula），原因是其花朵長得很像人的喉嚨。此外，也製成膏藥來治療傷口，以及做成改善循環不良的補品。

藥用研究：葉片含有環烯醚萜苷（iridoid glycosides），這個化合物具有癒合傷口的功效。

黃芩　Helmet flower, skullcap
Scutellaria baicalensis

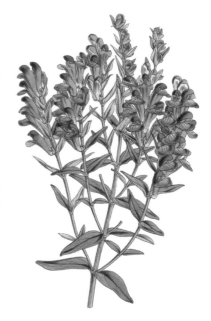

茂密的多年生植物，來自於東亞，有著紫色花朵；而美黃芩（S. lateriflora）則是北美洲土生土長的多年生植物。

使用部位：根部。

傳統用途：傳統中藥取黃芩的根部，用來調理噁心感、嘔吐與腹瀉，也用於咳嗽、發燒、過敏、潰瘍、腫脹症狀。傳統上認為，美黃芩是種溫和的鎮靜劑，據說可治療狂犬病，也用來調理神經緊張和癲癇發作。

藥用研究：根部具有抗發炎、抗過敏的效果；有研究關注於黃芩用在降低膽固醇方面的潛在功效。關於美黃芩的研究關注，則落在改善情緒、減少焦慮的作用。

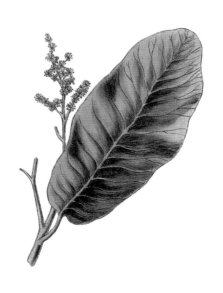

腰果漆樹、東方腰果　Oriental cashew
Semecarpus anacardium

落葉喬木，分布於印度中部和喜馬拉雅山以南的地區。

使用部位：果實、種子。

傳統用途：腰果漆樹的果實是一種傳統印度香藥草，做為補品和催情之用。據稱可以控制腸胃氣脹，處理寄生蟲問題，調理哮喘毛病，並改善神經失調和關節炎。

藥用研究：現今的研究關注聚焦在種子的抗發炎功效；研究分析了腰果漆樹處方對關節炎的益處，指出具有抗真菌、抗氧化的效果。此外，還有研究在調查種子油的抗癌成果。

佛座蓮　Houseleek
Sempervivum tectorum

常青的多年生多肉植物，有著肉質葉和紫紅色花朵。可見於歐洲山區，已成功在英國歸化。

使用部位：葉子。

傳統用途：葉片製成的膏藥，用於燒燙傷、瘀傷、潰瘍、皮膚發炎，汁液則用來除疣、除雞眼。藥草學家寇佩珀（詳見第81頁）聲稱，佛座蓮「可緩解頭痛、因生氣引發的腦熱，以及排解睡意」。傳統上會在屋頂上種植佛座蓮，用來防止雷擊。

藥用研究：科學研究指出，佛座蓮可能具有止痛、抗發炎的功效。

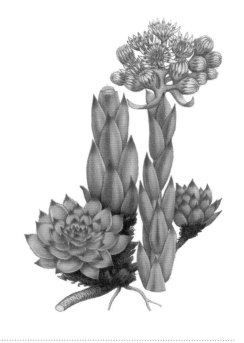

番瀉葉、亞歷山大塞納　Alexandrian senna

Senna alexandrina

落葉灌木，原生於非洲北部和亞洲，不耐霜害。生長於全日照、砂質土壤的環境；夏季會開黃色豌豆狀的花朵，隨後會結出豆莢。

使用部位：葉子、豆莢。

傳統用途：長久以來，葉子和豆莢都是做為瀉藥用。

藥用研究：豆莢和葉片裡的活性成分，稱作為番瀉苷（sennosides），這個化合物可被結腸中的細菌分解，進而刺激蠕動（結腸係以波浪的形式在收縮）、排空結腸，因此市面上可取得許多種以豆莢為基底製成的瀉劑。

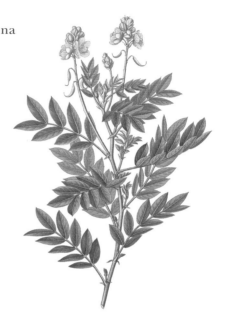

鋸葉棕櫚　Saw palmetto

Serenoa repens

棕櫚樹，似灌木，原生於美國佛羅里達州，扇形葉，春季會開散發香氣的白色花朵。

使用部位：果實。

傳統用途：果實用來調理尿液感染造成的疾病，如膀胱炎；據稱還具有利尿作用。此外，也會製成補品，用來強健男性生殖系統，也用來鎮靜、滋補神經系統。

藥用研究：目前的研究關注，聚焦果實用來治療前列腺肥大的症狀，其中又以良性前列腺增生為重。此外，研究指出，果實具有抗發炎功效，而且可能可以處理水腫問題。

蛔蒿　Wormseed
Seriphidium cinum

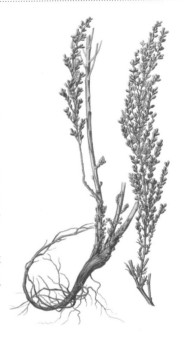

多年生的落葉芳香灌木，原生於中國；能在乾燥、沙漠類型的砂質土壤裡生長，可種植在有全日照的造景花園中。

使用部位：花朵。

傳統用途：傳統中醫和阿育吠陀醫學都把蛔蒿用來做為一種溫和的驅蟲藥方（把寄生蟲從體內驅趕出來），以及消化用的處方。此外，也用於退燒、幫助消化，以及調理神經失調。

藥用研究：蛔蒿可分離出一種叫做山道寧（santonin）的化合物，可用做為驅蟲藥，不過現今已不再用來驅蟲，因為已有更為安全的替代品。

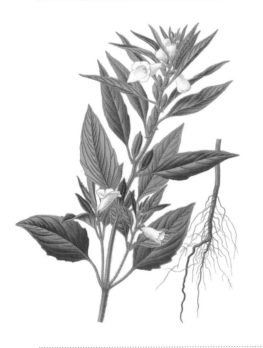

芝麻　Sesame
Sesamum indicum

一年生植物，不耐霜害，來自於非洲和印度；其管狀花朵的顏色多種，從白色到紫色皆有。需要全日照的環境，喜歡潮濕土壤。因為種子可食用，所以已廣泛種植。

使用部位：葉子、種子、種子油。

傳統用途：傳統用來調理心血管、胃腸道和呼吸道疾病，種子和新鮮的葉片會拿來製成膏藥，用來處理皮膚方面的疾病。

藥用研究：種子含有芝麻素（sesamin）和芝麻林素（sesamolin），這兩種化合物在實驗設定的條件之下，顯示可降低膽固醇和高血壓。芝麻油具有抗菌活性，已添加入治療香港腳的軟膏。

乳薊　Milk thistle, lady's thistle
Silybum marianum

兩年生植物，分布於地中海地區，
以及部分歐洲、非洲和亞洲地區，
已在美洲和澳洲歸化生長。種植
原因常是為了欣賞其紫色的薊
狀花朵，以及迷人葉片上生長
緊密的葉脈。

使用部位：果實、葉子。

傳統用途：傳統上，果實和葉子會
用來調理包括黃疸在內的肝臟和膽囊
疾病。傳統上認為，果實可促進乳汁分
泌，以及處理痔瘡和胃病，如腹脹、腸
胃脹氣。果實製成的舒緩處方，可調理
咳嗽和黏膜炎。傳統中醫裡頭，果實可
用於肝病，也用來醫治懷疑自己生病患
者的疼痛感。葉子的話，則是用來調理
月事，也做為治療瘧疾的處方。

藥用研究：引來不少研究關注，其中又
以德國為首；探討使用乳薊的果實用來
醫治肝病的治處方法。部分科學研究指
出，乳薊可能可以保護肝臟，且有助於
肝臟再生。其他研究則指出，果實中有
些類黃酮的成分具有抗癌功效，所以可
能可以預防胃潰瘍，和改善肌膚的彈
性。此外，果實也顯示具有抗氧化、抗
發炎的作用。

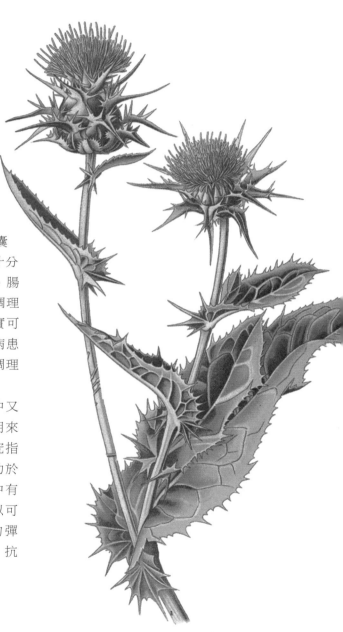

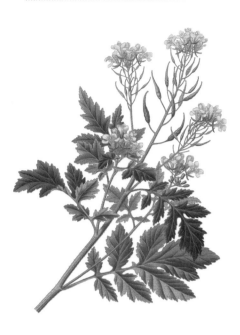

白芥　White mustard
Sinapis alba

一年生植物，來自地中海地區，已於英國歸化生長。仲夏會開黃色小花，接著會長出種子。

使用部位：種子。

傳統用途：藥草學家尼寇佩珀（詳見第81頁）建議用於胃部虛弱、牙痛、關節疼痛，以及頸部抽筋上。對於肌肉痠痛問題，取白芥製成膏藥，再使用於肌膚上。傳統中醫裡頭，白芥的種子是用來調理咳嗽、感冒、胸痛、關節不適，以及膿瘡問題。

藥用研究：白芥種子製成的處方已用來對付風濕疾病造成的關節不適，而且已有研究在探討其處方用於牛皮癬、哮喘、支氣管炎的功效。不過，直接塗抹於肌膚上的話，可能會引發過敏反應。

漢防己　Orient vine
Sinomenium acutum

落葉攀緣植物，原生於中國和其他亞洲地區。

使用部位：莖部。

傳統用途：傳統中醫一直有在使用漢防己的莖部，用來處理發燒、過敏、麻感、癢感，以及因關節炎引起的關節腫脹問題。

藥用研究：科學研究顯示，莖部製成的處方具有抗發炎功效，如此就可能就可解釋，為何傳統會使用漢防己來治療關節炎。另有其他研究指出，莖部的化學成分可能具有抗過敏和抗癌的效果。

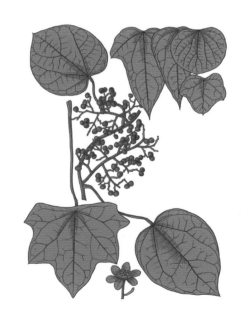

鑽果大蒜芥　Hedge mustard
Sisymbrium officinale

一年生草本植物，原生於英國，具有類似芥
末的氣味。

使用部位：地上部。

傳統用途：傳統療法，老師和歌手尤其喜歡
服用，目的是為了恢復聲音。也用來緩解呼
吸問題，以及治療泌尿、胃腸疾病。古代希
臘人和羅馬人認為，鑽果大蒜芥可以抑制與
癌症有關的腫瘤生長上。

藥用研究：部分科學研究裡，鑽果大蒜芥顯
示具有抗菌、抗發炎、抗真菌的效果，也被
研究來預防癌症，並幫助放鬆呼吸道、促進
呼吸的潛在功效。

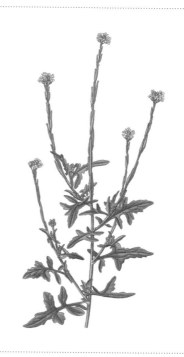

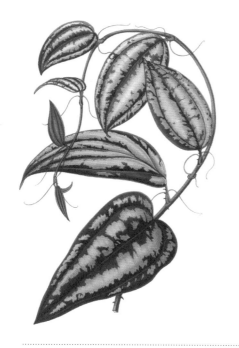

墨西哥菝葜　Sarsaparilla
Smilax ornata

常青攀緣植物，白綠色的小花開出來之後，跟
著會結出黑色漿果。中美洲的各個地區，有培
育出不同品種的菝葜，用於飲品調味。

使用部位：根莖、根部。

傳統用途：菝葜（包含 **S. purhampuy** 和 **S.ornata**
兩種）據稱具有療效，一般認為可以用來恢
復身體機能，緩解像是牛皮癬等皮膚問題。此
外，也用來止癢，調理發炎的關節、梅毒、痲
瘋病。

藥用研究：研究指出，墨西哥菝葜可促進消
化、增進食慾，具有一些利尿作用，也可能具
有抗發炎功效，並有助於保護肝臟的效果。

野芹、亞歷山大芹、馬芹
Wild celery, Alexanders, horse parsley
Smyrnium olusatrum

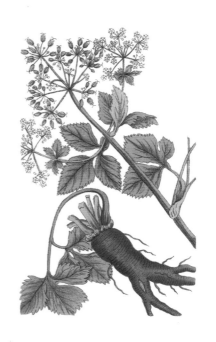

兩年生植物，原生於歐洲，不過現今的分布已
變得廣泛。生長於路邊的植物，有著萊姆綠的
葉片，夏季會開黃色小花。

使用部位：地上部、根部。

傳統用途：據說具有利尿功效，也對消化系統有
益。古代羅馬人既用做藥方，也用於烹飪。

藥用研究：野芹地上部萃取出來的精油，顯示具
有抗菌、抗真菌的功效，精油已被拿來測試其
抗癌活性。此外，也有研究在探討植株成分對
於保護肝臟和神經細胞的潛在功能。

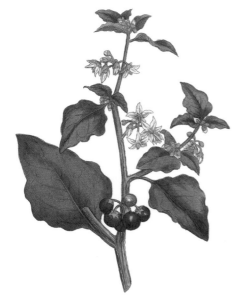

光果龍葵　American black nightshade
Solanum americanum

短期多年生植物，分布於全球許多地區，生長在
未經整理、飽受干擾的荒地上。

使用部位：地上部。

傳統用途：葉子製成的處方，用來塗抹於皮膚，
以緩解疼痛、發炎、燒燙傷、潰瘍。汁液則用
來治療癬、痛風，以及耳朵疼痛。在波西米亞
（Bohemia）地區，人們會在搖籃裡放置光果龍
葵的葉片，好讓嬰兒好好入睡。不過長久以來，
光果龍葵也因為含有毒性，所以聲名遠播。

藥用研究：雖然已用來製成某些抹藥、藥膏、湯
藥，並敷用來緩解疼痛，但現今鮮少用於上述藥
用目的。同時，已知光果龍葵具有毒性。

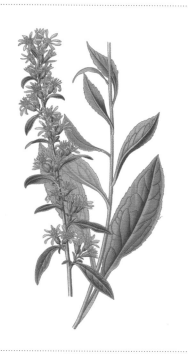

一枝黃花　Goldenrod

Solidago virgaurea

耐寒的多年生植物，原生於歐洲。夏末時節，高大的莖會開出一簇簇的黃色羽狀花朵，也非常適合種植做為花園的邊界。

使用部位：地上部。

傳統用途：用來癒合傷口、利尿，以及治療結核病、糖尿病、肝臟腫大、痛風、痔瘡、內出血、哮喘、關節炎，也做為處理口腔和喉嚨發炎的漱口水，此外也會沖泡來調理泌尿道相關疾病。

藥用研究：萃取物具有抗發炎、抗菌的活性，因此可解釋一枝黃花的部分傳統用途。

藥水蘇　Wood betony

Stachys officinalis

多年生植物，直立生長，分布於歐洲部分地區，通常會出現在草原和草地上，夏季和初秋會長出紅紫色的花穗。

使用部位：花朵、葉子。

傳統用途：據稱，葉子和花朵可增強神經系統、緩解焦慮與緊張，也用來製作成調理失眠、噩夢、頭痛和神經痛的處方。根部的話，傳統用做為瀉藥，也用來誘發嘔吐。

藥用研究：葉片製成的處方顯示具有抗發炎、抗氧化功效；精油具有抗菌作用，已有研究關注於精油用來治療真菌感染的效果。

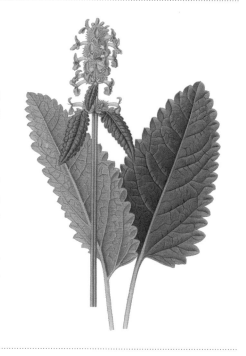

繁縷　Chickweed

Stellaria media

十二世紀，本身也是神祕主義者的本篤會修女聖賀德佳‧馮賓根，推薦一種溫熱的繁縷膏藥：「若不小心摔倒了，又或者是遭棍棒毆打，導致皮膚瘀傷……繁縷可褪去集中在該處的黏液。」綜觀歷史，繁縷一再被認為具有「舒緩」和「平靜」的功效。現今來說，繁縷算是傳統療法，用來調理因發炎而感到的熱與癢，包括曬傷、濕疹、牛皮癬、蕁麻疹等。居家使用的話，會直接把新鮮採下的繁縷敷在患處上，或是先用杵和臼將繁縷搗碎，再塗抹於患處，接著用繃帶或保鮮膜固定。

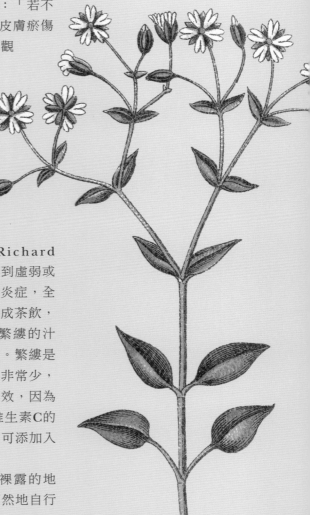

一九一八年，藥草學家理查‧胡爾（Richard Hool）寫道：「在腸胃、支氣管、肺部感到虛弱或發炎時，以及腹膜炎或是任何種類的內部炎症，全都會有所助益。」據稱，把繁縷乾燥後製成茶飲，可有助於減肥。十九世紀時，建議服用繁縷的汁液，幫助復原期的修復，並可預防壞血病。繁縷是常見的雜草，其藥用效果的科學研究資料非常少，不過攝取的量若足夠的話，對壞血病很有效，因為繁縷就跟多數可食蔬菜一樣，皆是富含維生素C的植物。新鮮的繁縷葉片，味道相當溫和，可添加入沙拉，平衡其他味道較重的沙拉葉。

生長：生長於充分灌溉的肥沃土壤，和裸露的地面。很容易經由撒種種植，但也常自然而然地自行生長出來。可稱過冬天，但不耐霜害。

採收：只要葉子長得看起來完好無礙，便可隨時採摘。

繁縷乳霜

此乳霜可用來舒緩發炎、發癢的皮膚，
直接塗抹於患處，每日一次或兩次。

一大把新鮮繁縷的莖和葉

基礎乳霜

薄荷（胡椒薄荷）精油

另需要：榨汁機或攪拌機、量杯、乾淨的棉紗布、
消毒過的有蓋小瓶罐

1. 若有榨汁機的話，可用來榨出繁縷的
   汁液，並將汁液倒入量杯。或者，也
   可用攪拌機切碎繁縷後，置於棉紗布
   的中心，接著於量杯內用力擠壓出汁
   液。榨出汁液後的殘渣，可直接丟
   棄。

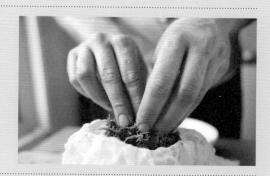

2. 每10 ml（2 茶匙）的汁液，兌上30 g
   的基礎乳霜，一起放入小碗攪和。若
   乳霜質地太水，可再添加一些基礎乳
   霜。接著，每 100 g的乳霜，滴入20
   滴薄荷精油混合。

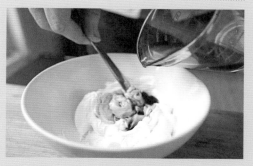

3. 然後即可把乳霜裝入小瓶罐裡，放置
   於冰箱保存三到六個月。

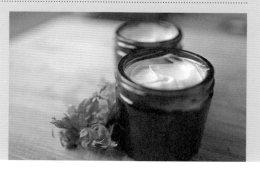

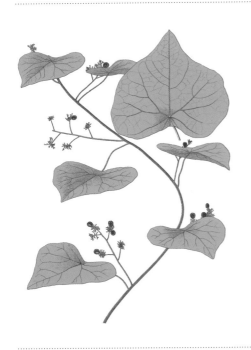

石蟾蜍　Han Fang Ji

Stephania tetrandra

多年生植物，原生於中國，有著會纏繞的藤蔓。最佳的生長地點是涼爽的環境，如森林的邊緣，春末會開綠色小花。

使用部位：根部。

傳統用途：傳統中醫用於祛風濕、緩解疼痛，以及促進排尿。

藥用研究：根部含有生物鹼，如漢防己鹼（tetrandrine），已證實有利於排尿，以及降低免疫、抗發炎和抗菌的功效。此外，漢防己鹼還可以擴張冠狀動脈血管，增加血流量、降血壓。

刺梧桐樹　Gum karaya

Sterculia urens

中型落葉喬木，原生於印度，生長於乾燥的岩石山丘之上。光滑的樹皮呈綠灰色（可剝下形成如紙張一般的長薄片），有著大型裂葉和黃綠色花朵，果實上有帶刺的毛。

使用部位：樹脂。

傳統用途：用做為瀉藥，據稱具有催情作用。

藥用研究：刺梧桐樹的樹脂吸收水分後，體積會膨脹。研究顯示，若食用入肚，刺梧桐樹的樹脂可幫助擴大腸道空間，這可解釋為何會用做為瀉藥。刺梧桐樹的樹脂還具有黏合的作用，可用來固定假牙。

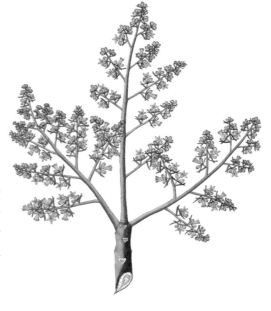

槐樹 Japanese pagoda tree
Styphnolobium japonicum

落葉喬木，原生於中國，需要全日照的生長環境，也是普遍受歡迎的行道樹，有長得很像蕨類的鮮綠色葉子。夏季開出散發香氣的白色豌豆狀花朵之後，就會結出引來目光的豆莢。

使用部位：花朵、種子。

傳統用途：列屬五十種基本傳統中藥材，有著悠久的使用記錄，具有抗菌、抗發炎、利尿、催吐、潤膚、解熱和瀉藥的功效。

藥用研究：實驗室研究支持許多槐樹的傳統用途，但迄今為止，有關槐樹花朵和種子的標準化萃取物之臨床研究甚少。

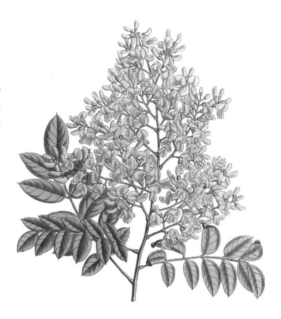

安息香樹 Gum benzoin
Styrax benzoin

常青樹，原生於印尼。樹皮呈灰褐色，葉子上覆蓋著白色的絨毛；夏季會開芬芳、柔滑的白色花朵。

使用部位：樹皮、樹脂。

傳統用途：製作成酊劑來治療呼吸道疾病，包括哮喘、支氣管炎、喉嚨感染，另也製成漱口水來處理念珠菌感染。牙科應用方面，則是於拔牙之後，用做為抗發炎目的。

藥用研究：實驗室研究顯示，樹脂具有殺菌、抗發炎功效，因此可解釋許多傳統上的用途。此外，樹脂也用於治療咳嗽和感冒。

康復力　Comfrey
Symphytum officinale

英文俗名comfrey乃源自拉丁語confervere，意思是一起共同成長。康復力還有許多俗名，包括療癒草（woundwort）、瘀傷草（bruisewort）、聚合草（knitbone），這些名稱都說明了康復力因具有癒合傷口、扭傷、骨折的功效而聞名。康復力擁有充足的實驗研究，其中幾項研究結果，皆支持康復力用來減輕因扭傷而引起的背痛和發炎症狀，以及緩解疼痛，還有增加骨關節炎患者膝蓋的活動力。一般認為康復力的作用是減少發炎情況，促進新的結締組織生長。儘管發炎算是癒合的過程，但受傷引起的發炎可能會演變成慢性病症，導致腫脹、發熱、疼痛。二十世紀中葉的近期文獻裡，記載了英國約克郡的礦區裡，民眾會熬煮康復力的葉子、製成膏藥；在當時，這算是用來調理膝蓋腫脹的常見療法。不過香藥草師建議，由於癒合速度很快，所以康復力的處方不要塗抹於深度傷口上。康復力含有毒化學物質，稱為吡咯聯啶生物鹼；若內服的話，可是會嚴重損害肝臟。又，根部裡的生物鹼含量，遠比葉子的含量高出十倍。傳統習慣是服用葉片來調理消化道和泌尿道的潰瘍與出血病症，然而現今康復力只建議外部使用就好。

生長：喜潮濕、陰涼的地點，散播速度很快，春末至夏季皆會開花。

採收：只要葉子看起來健康無礙，便可隨時採摘，但採收時要戴上手套。

提醒：勿敷用於有傷口的肌膚，也不要內服。

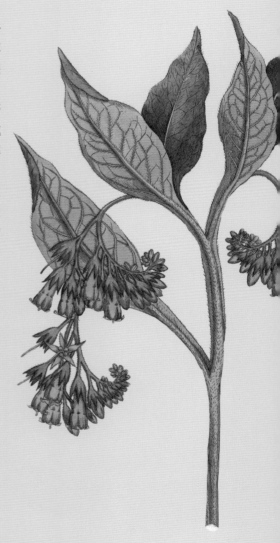

康復力軟膏

傳統上，康復力軟膏會用於瘀傷、扭傷，以及患有骨關節炎的關節。其樹脂乳香可增強抗發炎效果，並可起到殺菌作用。每天兩次，於患處大量塗抹軟膏，另也可用於粗糙的雙手。

10 g 蜂蠟

20 g 椰子油

90 ml 康復力浸泡油（詳見第107頁）

30 滴樹脂乳香（Boswellia sacra）油

另需要：料理秤、耐熱碗、大湯鍋、隔熱手套、消毒過的有蓋小瓶罐

1. 在爐子上用大湯鍋把水煮沸，另把蜂蠟和椰子油放入耐熱碗裡，再把碗放置沸水之上，偶爾攪拌，直到融化為止，接著再加入康復力浸泡油一起攪拌。

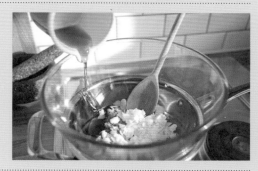

2. 戴上隔熱手套，把碗移至桌面，然後加入精油攪拌，等待其稍微冷卻。

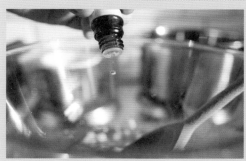

3. 趁著尚未凝固且仍是液體時，倒進消毒過的瓶罐裡；最久可存放一年。

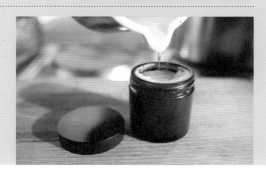

紫丁香　Lilac

Syringa vulgaris

耐寒落葉灌木，來自於歐洲東部，擁有許多
園藝品種。在大多數土壤類型裡，紫丁香皆
可生長良好，但於全日照或是有些許遮蔭的
白堊土裡，便能夠生長茁壯。春季時，紫丁
香會開出散發香氣的花朵，廣為切花之用。
使用部位：花朵精油。
傳統用途：用於調理發燒和清除腸道寄生蟲
的滋補品，精油則用來處理肌膚問題，如紅
疹、曬傷、小切傷。
藥用研究：科學研究顯示，紫丁香油含具有
鎮靜作用的化合物，因此能緩解焦慮。

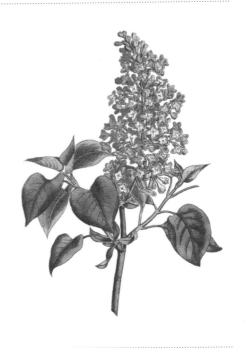

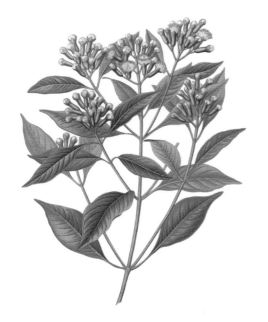

丁香　Cloves

Syzygium aromaticum

喬木，花朵會散發香氣，原生於印尼摩鹿加
群島，屬於熱帶地區廣為種植的經濟作物。
使用部位：花蕾。
傳統用途：用來做為緩解脹氣與不適的滋補
品，而丁香油則用來處理牙痛問題。傳統中
醫裡頭，丁香是拿來調理打嗝、腹瀉和胃痛
之用。
藥用研究：丁香油具有溫和的麻醉和殺菌功
效，牙醫會用來舒緩牙痛；研究關注落在預
防牙菌斑的效果上。丁香油可能具有抗組織
胺、鎮定痙攣、抗病毒的作用，不過服用後
也可能會引發刺激反應。

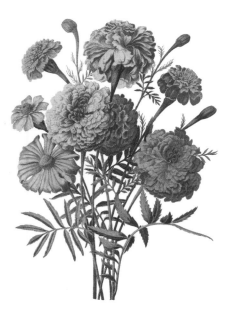

萬壽菊　African marigold, American marigold
Tagetes erecta

一年生的觀賞植物，品種繁多，有黃色、橘色和銅色等不同的花朵。需要陽光，喜排水良好的土壤。

使用部位：花朵。

傳統用途：據稱，花朵可治療肌膚問題，包括潰瘍、傷口、燒燙傷、潰瘍、癤子、濕疹。花朵製成的處方則用於痔瘡、便祕、腎臟疾病、肌肉痠痛，以及耳部疼痛。至於花瓣，更是加入沙拉食用。

藥用研究：研究發現，花朵製成的處方具有緩解疼痛、抗氧化的功效。研究關注方面，除了皮膚疾病的療效，另有保養品的應用，因為萬壽菊可能可以保護皮膚。

黑瀉根　Black bryony
Tamus communis

多年生攀緣植物，生長於英國和部分地區歐洲的林地和樹籬，喜歡潮濕土壤。

使用部位：果實、根部。

傳統用途：阿爾及利亞的民俗療法，使用根部和漿果來調理疼痛、發炎的相關病症，包括風濕和腰痛。此外，據說黑瀉根還可處理肌膚問題。

藥用研究：研究指出，根部製成的處方具有抗發炎、鎮痛的作用，因此已研究來緩解痛風的效果。根部成分已顯示具有抗病毒的功效；但觸碰到植株或果實，可能會引發紅疹和皮膚炎。

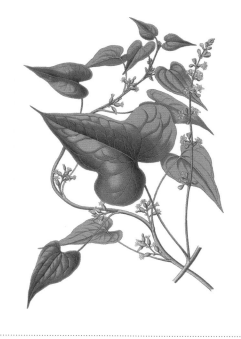

小白菊　Feverfew

Tanacetum parthenium

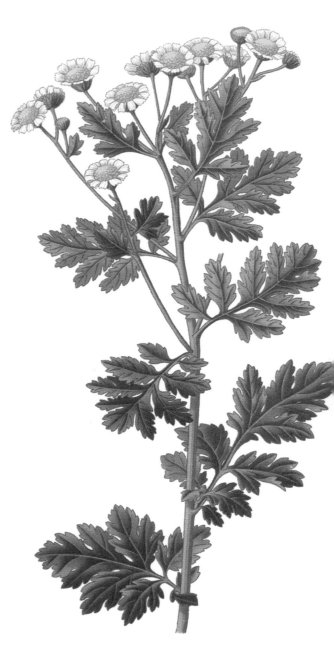

多年生的芳香草本植物，有著狀似雛菊的花朵，以及形似蕨類植物的葉片。一般認為是原生於歐洲東南部和亞洲西部，廣泛分布於歐洲、北美、南美。

使用部位：葉子。

傳統用途：傳統上把小白菊用於發燒和疼痛，特別是關節炎和偏頭痛的問題，也用於胃痛和牙痛，還有月事失調、更年期症狀、分娩期。傳統認為可有助於消化、促進食慾、治療噁心和嗜睡，同時也認為是種用於神經疾病的補品，可達到放鬆心情、消除憂鬱的效果。小白菊還用在部分肌膚和呼吸道方面的毛病，也用在有「頭部眩暈」和耳鳴的人身上，以及蚊蟲叮咬的傷口。此外，吸食太多鴉片時，也會用小白菊來抑制鴉片帶來的作用。

藥用研究：研究聚焦於使用小白菊來治療偏頭痛。科學研究顯示，小白菊製成的藥方具有抗發炎、鎮痛的功效。針對偏頭痛患者的研究顯示，小白菊葉片製成的藥方可能會有助於預防偏頭痛發作。此外，也有研究探討小白菊用於類風濕性關節炎的潛在效果，不過仍需更多研究來證實是否具有任何益處。有些人觸摸到植株之後，可能會出現過敏反應。

西洋蒲公英　Dandelion, lion's tooth

Taraxacum officinale

多年生植物，原生於北半球，可見到多變化的亞種，有著黃色花朵。生長於野外，常出現在草地和路邊。

使用部位：地上部、根部。

傳統用途：用於淨化身體和血液、協助排出毒素，也用來做為溫和的瀉藥、改善消化、緩解胃部不適，可刺激肝臟、改善食慾。傳統上也認為西洋蒲公英有助於利尿，因此法國稱之為「尿床草」（pissenlit）。此外，還認為可用於風濕，以及像是濕疹之類的肌膚疾病，並會把汁液塗抹在疣上。一直以來，傳統中醫都是用於肝臟疾病、膿腫，以及被蛇咬傷的傷口上。

藥用研究：西洋蒲公英的現代用途，主要都是架構在傳統用途之上，製成的處方會用來緩解腸胃不適，如腸胃脹氣。部分科學研究指出，與根部製成的處方相比，香藥草的利尿功效看來更為有效。植株含有大量的鉀，所以由此推論為何西洋蒲公英會有助於利尿。其他研究則是指出，西洋蒲公英的根部具有抗發炎作用，不過有些人觸摸到植株可能會出現過敏反應。

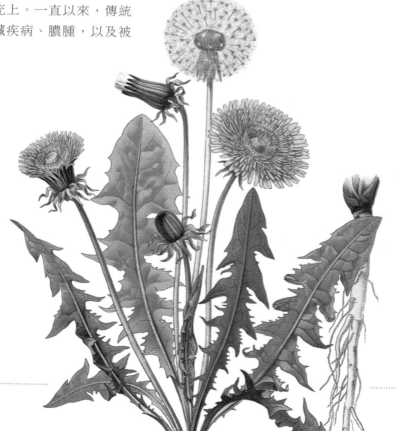

訶梨勒、訶子　Terminalia
Terminalia chebula

中型至大型的落葉喬木，原生於亞洲南部。晚春會開出氣味難聞的黃白色花朵，黃色至橘褐色的果實外觀猶如堅果，可種植於大花園裡做為觀賞用植物。

使用部位：果實。

傳統用途：在阿育吠陀和西藏的傳統藥學裡頭，訶梨勒有著許多用途，用於治療哮喘、膽管疾病、蚊蟲叮咬、喉嚨痛、打嗝、腹瀉、痢疾、痔瘡出血、潰瘍、痛風、嘔吐，以及心臟和膀胱方面的疾病。

藥用研究：部分科學資料，則是支持訶梨勒用來治療心血管疾病。

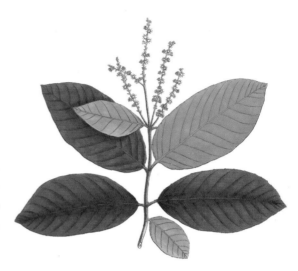

歐洲苦草　Germander
Teucrium chamaedrys

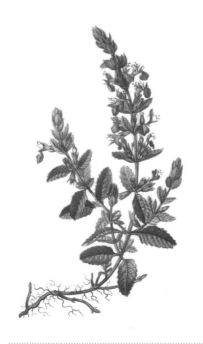

常青灌木，原生於歐洲和亞洲西南部。微小的葉片狀似橡樹的樹葉，還會散發出香氣，夏季則會開出紫色花朵；常見於舊城牆和岩石裸露處這類地點。

使用部位：地上部。

傳統用途：藥草學家尼可拉斯・寇佩珀（詳見第81頁）表示，歐洲苦草可治療哀傷、頭痛、抽搐、嗜睡。據稱，歐洲苦草也可緩解咳嗽和哮喘，並用來處理肌膚問題和被蛇咬傷的傷口。

藥用研究：歐洲苦草製成的處方顯示具有抗菌、抗氧化的功效，不過有報告指出苦草屬（Teucrium）的植物可能會傷肝。

百里香 Garden thyme
Thymus vulgaris

常青灌木，耐寒的矮小植株，原生於地中海地區。春末至初夏會開白色到粉紫色的花朵，葉片的氣味非常芳香。

使用部位：花朵、葉子。

傳統用途：用來做為一種暖身的辛辣處方，可改善昏沉、發冷的情況，達到提振精神的效果；也用於緩解痙攣、腸胃脹氣，刺激消化、增進食慾。傳統上也認為百里香有助於利尿，尿液感染時可用來殺菌，也可處理腸道寄生蟲的問題。此外，傳統習慣是直接把百里香塗抹在肌膚上，用來緩解關節疼痛，並用來做為殺菌、減緩發炎症狀的漱口劑。百里香也用於化痰止咳，而鋪地百里香（**Thymus serpyllum**）則是解決宿醉不適的古老處方。

藥用研究：百里香的精油成分含有類黃酮，由此推斷出為何植株具有抗痙攣、抗菌、化痰止咳的功效。研究認為，浸泡過百里香的飲品可緩解支氣管炎、黏膜炎，以及呼吸道感染的病症。科學研究裡，已牽起百里香與抗菌、抗真菌作用之間的關係。此外，研究也顯示，百里香有助於治療腸道寄生蟲；另有其他研究指出，百里香可能有助於減緩疼痛、炎症、發燒的病症。還有，百里香含有的化合物，證實具有抗氧化的功效。

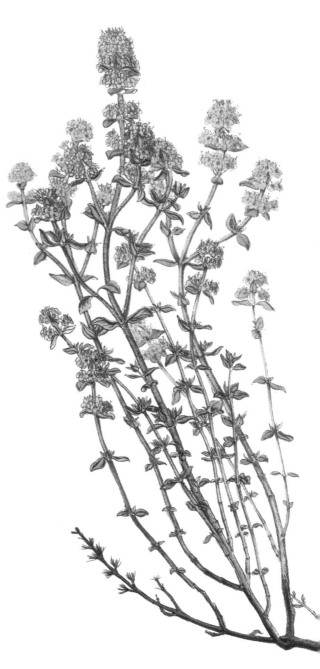

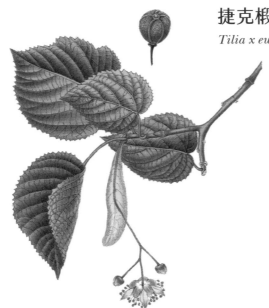

捷克椴樹、洋菩提　Common lime, linden

Tilia x europaea

落葉喬木，原生於歐洲。有著深綠色的心形葉片，初夏會開散發香氣的黃色花朵。儘管不敵蚜蟲，卻仍是廣受歡迎的行道樹，而蚜蟲分泌的蜜露則會在樹下堆積。

使用部位：花朵。

傳統用途：中世紀以來，一直是做為促進排汗和幫助退燒的茶飲，也是用來調理神經失調的溫和鎮靜劑。至今，捷克椴樹仍用於感冒、發燒、頭痛等毛病。

藥用研究：科學研究顯示，捷克椴樹的萃取物具有抗發炎功效。

野葛、毒葛　Poison ivy

Toxicodendron quercifolium

原生於北美洲的灌木，近似藤蔓，有著狀似橡樹的樹葉，夏季會開出黃綠色的小花，而樹液可能會引起嚴重的過敏反應。

使用部位：葉子。

傳統用途：傳統上，野葛製成的酒精酊劑可用來調理風濕、癬等肌膚毛病。十八世紀時，英國醫師會用來治療持續性疱疹，以及麻痺癱瘓的問題。爾後，野葛則繼續用來治療麻痺癱瘓、急性風濕，以及止痛用途。

藥用研究：野葛含有漆酚（urushiol），這項化合物會引發嚴重的皮膚問題，另也含有黃酮醇（flavonols），由此可解釋部分野葛傳統用途的原因。

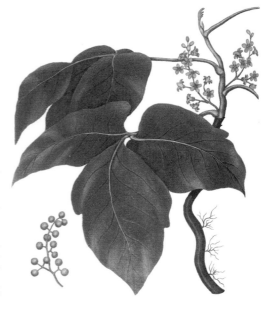

婆羅門參 Salsify, oyster plant
Tragopogon porrifolius

地中海地區的兩年生植物，有著藍綠色
的葉子，夏季會開出粉紫色花朵。

使用部位：根部、嫩芽。

傳統用途：婆羅門參的根部和嫩芽，皆
已種植做為食物來源，而黎巴嫩的民俗
療法則用來調理肝臟問題和癌症。

藥用研究：研究指出，婆羅門參的地上
部具有抗發炎功效。此外，也已有研究
在探究其抗氧化、抗癌、保肝的效果，
以及降低膽固醇、減少食慾、消除疲勞
的潛在作用。

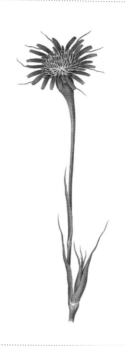

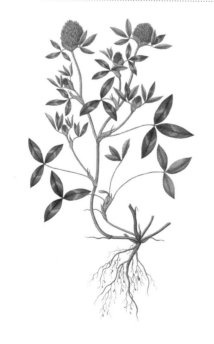

紅菽草 Red clover, trefoil
Trifolium pratense

歐洲多年生植物，現已廣為歸化，可見
於草原和草地上，從初夏到秋天皆會開
粉紫色花朵；種植目的係為飼料作物。

使用部位：花朵。

傳統用途：用來調理皮膚問題，特別是
濕疹和牛皮癬，據稱可放鬆痙攣的狀
態，此外也用來化痰和利尿。

藥用研究：紅菽草含有異黃酮，此化合
物具有類似雌激素的作用。現代的研究
關注聚焦於紅菽草用於緩減更年期症狀
的潛在功效，又有部分研究指出，紅菽
草可能有助於緩解熱潮紅的症狀。

葫蘆巴　Fenugreek
Trigonella foenum-graecum

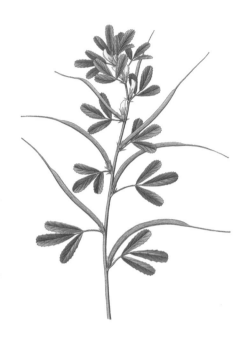

地中海地區的一年生草本植物；初夏有茂
盛的淺綠色葉片和白色小花，秋季會接著
結出長薄型種莢。可生長於大多數的土壤
裡，惟需要陽光。

使用部位：種子。

傳統用途：用來驅除風寒、刺激胃部、促
進乳汁分泌，以及對抗糖尿病，歐洲地區
則用來增進食慾、舒緩發炎的肌膚。

藥用研究：葫蘆巴的化合物具有抗發炎、
抗菌功效，因此可能可以抑制肝臟裡的癌
細胞，同時降低膽固醇。

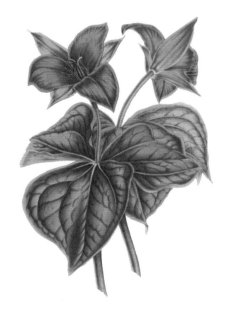

紅色延齡草　Beth root, birth root
Trillium erectum

多年生植物，原生於北美洲的森林與林地。直
立的莖有著菱形葉片，春季開深紫色或白色的
花朵。喜歡排水良好的潮濕土壤，以及重度或
部分遮蔭之地。

使用部位：根部。

傳統用途：美洲原住民把紅色延齡草用做為婦
科香藥草，幫助分娩之用，也是用來殺菌和滋
養肌膚方面的毛病。

藥用研究：根部內的甾體皂苷（steroidal
saponins）可解釋為何會用於分娩，但仍需進
一步的研究來支持紅色延齡草的殺菌用途。

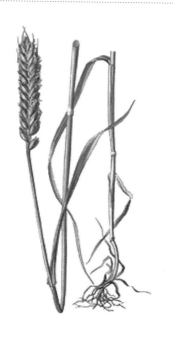

小麥、麵包小麥 Bread wheat
Triticum aestivum

一年生植物，一般認為最初是來自於中東地區，不過至少在九千年前便已歸化，現今約有五千種不同的品種。花穗裡，既有開花的部位，也有結果的部位。

使用部位：地上部。

傳統用途：小麥油用於以抗菌為目的的治療法，也用於腎臟和尿道感染。地上部的萃取物則用來調理咳嗽，也做為鎮靜劑，以及調理盜汗、喉嚨痛、肌肉痠痛。

藥用研究：萃取物具有抗菌活性，可降低血液中的膽固醇和肝組織的脂質含量。

達米阿那 Damiana
Turnera diffusa

多年生芳香灌木，生長於中南美洲乾燥的砂質岩石地區，夏季開橘黃色花朵。

使用部位：葉子、莖部。

傳統用途：南美洲的傳統是用來改善原慾（libido），以及像是焦慮、抑鬱等神經相關症狀。同時，達米阿那也做為瀉藥和興奮劑使用，用於緩解月事和更年期方面的問題。此外，也沖泡做為茶飲，以及用來給烈酒調味。

藥用研究：實驗結果顯示，達米阿那或許可以降血糖，因此研究關注落在用於糖尿病的潛在功效。此外，由於具有抗菌作用，因此已有研究對於達米阿那用在膀胱感染時的作用，並展開調查。

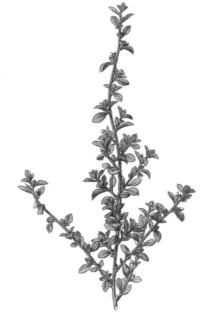

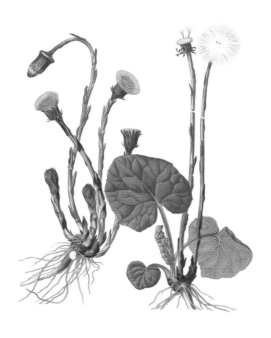

款冬　Coltsfoot
Tussilago farfara

多年生匍匐植物，有著狀似蒲公英的黃色
花朵。分布於歐洲、亞洲和非洲北部未經
開墾的荒地，已引進入北美洲。

使用部位：花朵、葉子。

傳統用途：用來化痰、緩解咳嗽，也煙燻
葉片做成「香藥草菸」（herbal tobacco）
來緩解黏膜炎、哮喘、支氣管炎，此外也
製成湯藥來調理哮喘和感冒。

藥用研究：已有研究在探究款冬用來預防
血液阻塞的活性，以及抗發炎、抗菌的功
效。由於含有吡咯聯啶生物鹼，因此又與
肝部損害連上關係。

香蒲、蒲黃　Bulrush, cat's tail
Typha latifolia

多年生的水生植物，棕色的穗狀花序像極了
火杵，常種於池塘內觀賞。可能具有外來入
侵種特性，但在部分澳洲地區被視為雜草。

使用部位：授粉後結出的花穗、花粉。

傳統用途：花粉用於受傷後的出血性疾病，
也用於經痛和膿腫。據稱，具有利尿作用，
有助於血液循環，可調理腹瀉。傳統上，北
美洲會拿果實來調理燒燙傷等各式傷口。

藥用研究：研究結果指出，果實製成的處方
具有一些可促進傷口癒合的效果。

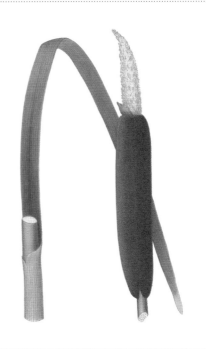

植物產生的化合物（植化素）

　　植物和動物不一樣，植物往往是固定生長在一個地點，危險來襲植物無法逃跑，同時也沒辦法起身移動去尋覓配偶。因此在演化過程之中，植物發展出自有的生存和繁殖方式，如酵素系統（enzyme systems），這樣一來就能夠合成複雜的化合物，應對環境挑戰，並搶得生存空間和所需的營養。

　　植物化合物之中，有些顏色很鮮豔，花朵和漿果中的類黃酮即是一例。類黃酮總計有超過兩千種，其中包括通常會呈現出黃色的黃酮（flavone），如洋蓍草的花朵，以及花青素，有時會呈現出藍色，如矢車菊（cornflowers，Cyanus segetum），有時會是紅色，如玫瑰（薔薇屬）的花瓣。這類「能夠上色」的化合物，有助於吸引傳粉媒介前來，如蜜蜂，協助植物授粉。鳥類也會被色彩鮮豔的漿果所吸引，除了覓食，也幫助植物傳播種子。授粉和種子傳播，此乃植物物種能夠生存下來的兩大重要手段。

　　許多類黃酮皆具有抗氧化的功效，可保護植物避免因暴露在陽光（UV 光線）之下，讓自由基遭受傷害。同樣的，植物也會合成化合物，預防植株在寒冷氣候中結凍。乾旱時節，黏液化合物（碳水化合物）則有助於植株保持濕潤，如蘆薈的凝膠。

　　其他的植物化合物，則是具有芳香的氣味，也是能夠吸引傳粉媒介前來，但也可以阻止捕食者的侵略，如單萜（monoterpene）。單萜存在於許多植物油裡頭，如薰衣草油（薰衣草屬，Levandula species），這算是我們相當熟悉的芳香精油。此外，有些植物化合物，如：百里香油（百里香屬，Thymus species），其單萜則是具有抗菌功效，可避免植株受到疾病的侵害。

　　為了避免被捕食者吃掉，有些植物會製造有毒化合物（其中許多是生物鹼），用做為警告示意的化學物質和毒藥。部分有毒植物，像是致命的顛茄（Atropa belladonna）和風茄（Mandragora officinarum）就會製造有毒的生物鹼，如：莨菪鹼（hyoscyamine）和東莨菪鹼（hyoscine）。儘管上述生物鹼會毒害到捕食者和人類，但卻也被用來研發出有用的藥物。

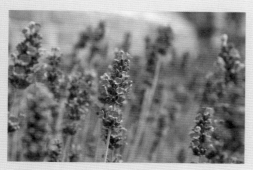

薰衣草（薰衣草屬）的地上部，含有散發香氣的多種化合物，如單萜，可吸引傳粉媒介前來，也可阻擋捕食者靠近。

異株蕁麻、蕁麻　Stinging nettle
Urtica dioca

蕁麻引發的刺痛感，雖讓園藝師感到頭疼
又麻煩，但羅馬士兵卻認為是好物，遂把
蕁麻帶到了英國；因為希望利用蕁麻來促
進血液循環，以利挺過嚴酷的寒冬。現代
的話，有些勇敢的人也會以類似的方式，
藉由蕁麻來緩解關節炎疼痛；這種作用的
藥劑稱為發紅劑（rubefacient）或誘導藥
（counter-irritant）。

雖說蕁麻會在體外引發強烈的過敏反應，
但在體內則可對過敏反應起到抗發炎作
用。傳統會把蕁麻葉片、接骨木花和車前
草茶煮成茶飲，用來調理花粉症，而且香
藥草師也推薦使用蕁麻來調理哮喘和濕
疹。一直以來，蕁麻葉皆用於利尿，以及
調理痛風、控制血糖。小型研究指出，蕁
麻的根部可減輕良性前列腺增生（前列腺
肥大）的泌尿道症狀。

羅馬詩人奧維德（Ovid）在催情配方中加
入蕁麻的種子，就如其他催情藥方一樣，
皆認為蕁麻是能夠改善整體身體健康和復
原元氣的補品。蕁麻的葉片富含維生素B
群、抗氧化維生素A、C、E，以及礦物質
鎂、鈣、鐵，此外纖維含量也相對比較高。

生長：生長快速，喜歡肥沃潮濕的土壤。
可種植於器皿內，以阻止其隨處生長。

採收：採摘前，務必戴上厚手套！於開花
前採收，並只採摘上方四到六片葉子。

提醒：若在開花時採摘，蕁麻可能會導致
腸道病情惡化。

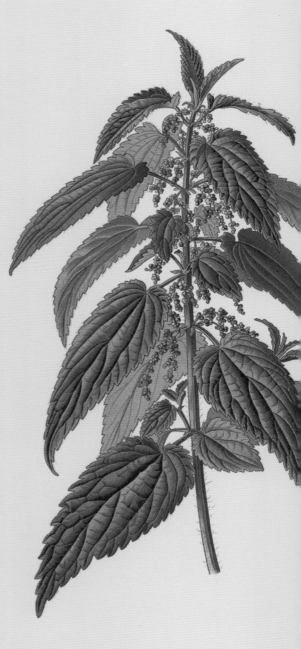

蕁麻湯

這道湯品非常棒，可享用到蕁麻帶來的
營養益處。處理鮮摘的葉片時，務必戴
上橡膠手套，保護手指，避免被刺傷。

1/2顆洋蔥、切碎

一小塊奶油、2 片乾燥月桂葉

700 ml的蔬菜或雞高湯

1顆小型馬鈴薯，切丁備用

100 g蕁麻，清洗乾淨備用

1瓣大蒜、壓碎

一把新鮮鼠尾草、迷迭香或百里香，切碎備用

1. 在厚鍋內，用奶油把洋蔥和月桂葉炒
   軟。

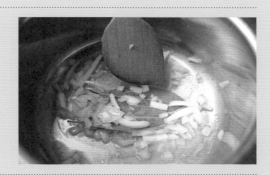

2. 加入高湯和馬鈴薯，蓋上鍋蓋悶煮至
   馬鈴薯變軟。調至小火，接著加入蕁
   麻、大蒜和香草料攪拌，然後再煮個
   五分鐘。

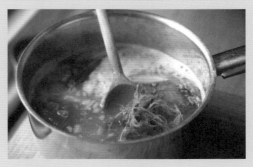

3. 移除月桂葉，把湯拌勻之後即可食
   用。喜歡的話，也可在每個碗裡淋上
   一圈鮮奶油。

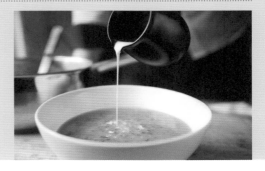

黑果越橘、山桑子　Common bilberry

Vaccinium myrtillus

矮小的落葉灌木，分布於歐洲北部林地和荒地的酸性土壤上。初夏開花，秋季結黑紫色的果實。

使用部位：花朵、果實、葉子。

傳統用途：花朵用於眼部疾病、癌症、糖尿病，以及血液循環和胃腸道相關的疾病。用花朵調配而成的處方，傳統上是用於循環方面的毛病，也用來改善視力、降低血糖、調理腹瀉。

藥用研究：黑果越橘富含花青素，所以果實呈現藍紫色，具有高度抗氧化活性。研究指出，花青素可降低血糖，也具有抗發炎和降脂的功效。研究實驗顯示，花青素可降低氧化壓力（oxidative stress），促成了遇上癌症、糖尿病和心血管疾病，以及失智這類與年齡有關的疾病時，便會使用黑果越橘的現象。此外，實驗研究也證實，一般市面取得之黑果越橘萃取物，富含花青素，可抑制結腸癌細胞的生長，而且不會對正常結腸細胞生長造成影響；這結果指向，黑果越橘對癌細胞或許能夠起到某項特定的作用，所以需要進一步研究來解釋與驗證。

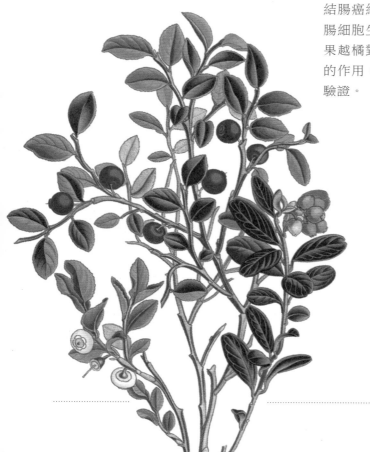

植物製成的藥物

　　十九世紀時，止痛用化學物質嗎啡和可待因（codeine）就是從鴉片分離出來的物質，而鴉片正是罌粟（Papaver somniferum）的乳膠；當時，人們也學會從雞納樹（Cinchona）的樹皮分離出瘧疾用藥奎寧。自此以後，藥物發展徹底改變，進入到一個全新的時代，人們開始從具有藥物治療功效的植物中，分離出單一化學物質，並把活性成分或「毒品」，配製成藥物。時至今日，嗎啡、可待因、奎寧仍是相當重要的藥物，而對其化學和藥用功效的認識與了解也促成其他新藥的發展。

　　植物為我們提供了許多種關鍵用藥；取自日日春（Catharanthus roseus）的生物鹼，長春新鹼（vincristine）和長春花鹼（vinblastine），正是部分類型癌症的重要藥物。還有一種獨特的抗癌化合物紫杉醇（paclitaxel），正是在太平洋紫杉（Pacific yew、Taxus brevifolia）的樹皮裡頭發現的，而西洋紫杉（common yew、Taxus baccata）葉片裡的相關化合物，經由實驗室的化學修飾，可成為更易於長期保存的紫杉醇，以及新抗癌藥物的來源。其他取自植物的重要藥物，還包括了取自雪花蓮（toxic snowdrop、Galanthus nivalis）和水仙（daffodil，水仙屬 Narcissus）球莖的加蘭他敏（galantamine），可用來治療阿茲海默症的病症，以及取自有毛地黃（poisonous foxgloves，毛地黃屬 Digitalis）的長葉毛地黃苷（digoxin），可施用於部分心臟疾病。此外，植物化學物質經由實驗室修飾，可成為更好的用藥。舉例來說，一八〇〇年代在古柯（Erythroxylum coca）的葉片裡找到了海洛因，從此扭轉了外科手術流程，進而引領現代麻醉藥物的發展。

　　現代醫學當中，約有 40％ 的藥物皆是取自大自然。由於無法在實驗室裡合成，所以我們依然得仰仗植物來獲取某些重要藥物，像是嗎啡和長葉毛地黃苷。植物可說是神奇的合成化學家，可製造許多不同且複雜的化學物質，當中有許多種物質可能透過合成化學路徑也不會被找到。因此，植物仍舊是潛力無窮，許多能夠取自植物的有益藥物尚未被挖掘出來。

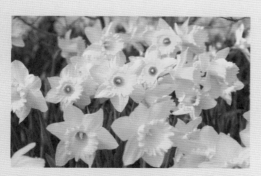

水仙（水仙屬）球莖含有加蘭他敏，這項生物鹼已研發製成可緩解阿茲海默症的藥物。

纈草 Valerian
Valeriana officinalis

纈草主要是做為鎮靜之用，幫助減緩焦慮，也因為具有催眠作用，所以會用來促進入睡、改善睡眠品質。研究已廣泛探討上述功效，同時纈草萃取物已證實能夠影響大腦中的化學訊息（chemical messages），調降刺激神經的訊號。

能夠起到「放慢思緒」的作用，也等於是支持了傳統用來調理容易心情感到煩躁的用途，又因為該功效與苯二氮平（benzodiazepine）鎮靜劑很相似，因此研究已在探討纈草用於協助處方用藥停藥的功效。此外，這或許也可解釋為何傳統上會取纈草來調理癲癇病症；中世紀的伊朗醫學就是使用纈草精油來調理癲癇症，而十九世紀初的歐洲則廣泛認為纈草根部是最棒的抗癲癇藥方。

目前市售的助眠茶裡，已有添加使用纈草根部，並常與其他同樣有助於睡眠的藥草一起搭配應用，如洋甘菊、薰衣草、啤酒花。同時，當代香藥草師則把纈草用於抗痙攣的用途，來緩減肌肉緊張、腸道痙攣、經痛。

生長：多年生植物，株型高大，可見於野外的樹林、草原、灌木叢，喜潮濕土壤。細根生長纏繞，因此於器皿內種植較有易於採收。

採收：秋季時，從花盆內取出植株，切下部分根部。

提醒：可能會導致嗜睡，因此若有開車或操作機械設備的需求時，請勿服用。

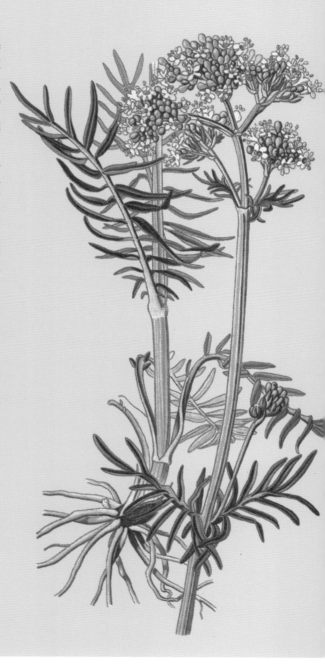

乾燥的纈草根

這種乾燥方法適用於其他植物根部,不
過體型較大的根部得先切成小細條,也
可使用食物乾燥機縮短乾燥所需的時
間。根部乾燥完成後,可以製作成茶
飲、酊劑、糖漿、粉末。

剛採挖出來的纈草根部
另需要:蔬菜刷、晾乾架、食物乾燥機(非必
要)、牛皮紙袋、密封瓶罐或是塑膠保鮮盒

1. 用蔬菜刷把根部刷洗乾淨後,用乾淨
   的手巾拍乾。

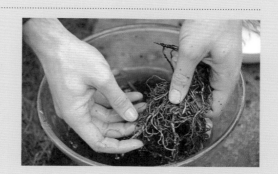

2. 以單層方式,於晾乾架上平鋪根部,
   再放置於溫暖乾燥的地方,但要避免
   陽光直射之處。

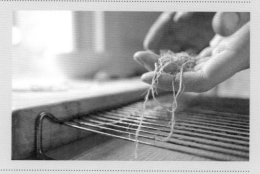

3. 等到根部變乾,而且還略帶脆感時,
   便裝入牛皮紙袋內,再放入密封瓶罐
   或塑膠保鮮盒裡,存放於涼爽的地
   方,且要避免陽光直射。

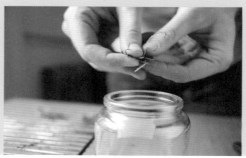

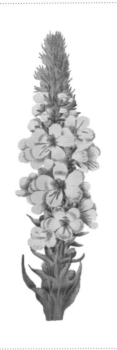

毛蕊花　Dense-flowered mullein
Verbascum densiflorum

兩年生植物，原生於歐洲。葉片上有絨毛覆蓋，夏季會開大型穗狀花序、色彩豔麗的杯形花朵，而且通常都是黃色的。多數毛蕊花都喜歡陽光充足的地點，於排水良好的土壤中生長最好。

使用部位：地上部。

傳統用途：運用其殺菌、收斂、舒緩、滋潤、化痰的功效；沖泡毛蕊花而成的香藥草則用來調理多種呼吸道病症，包括咳嗽、支氣管炎、哮喘、喉嚨搔癢。

藥用研究：仍需要更多科學研究資料來驗證毛蕊花的傳統用途。

毛蕊花、毒魚草　Common mullein, Aaron's rod
Verbascum thapsus

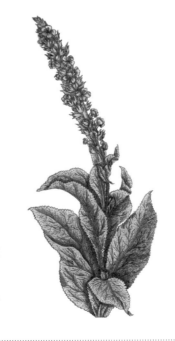

兩年生植物，原生於歐洲和溫帶地區的亞洲。毛蕊花有著聳直、穗狀花序的黃色花朵，蓮座狀葉叢有著毛茸茸的灰綠色葉片。喜全日照、排水良好的貧瘠土壤，若生長於肥沃的土壤則需要有支撐。

使用部位：花朵、葉子、根部。

傳統用途：傳統應用是利用其舒緩、滋潤、收斂的功效；據說，用毛蕊花整株植物製成的酊劑，具有溫和的鎮靜作用。至於葉子和花朵，則是用來調理胸腔、肺部和腸道方面的毛病。此外，傳統上也會運用葉片來製成痔瘡用膏藥。

藥用研究：花朵萃取出來的油，具有抗氧化作用，因此研究關注在用來治療呼吸道和皮膚方面的問題。

馬鞭草 Verbena, vervain
Verbena officinalis

多年生植物，直立生長，有著白色、粉色、淡紫色的花朵。可見於包括歐洲東部在內的溫帶地區，通常生長於荒地和樹籬。

使用部位：地上部。

傳統用途：德魯伊教（Druid，西方古老信仰，現今的女巫形象多源自於該宗教）的祭司，把馬鞭草視為神聖的香藥草，添加入施展魔法和愛情的藥方，因此與巫術、魔法脫離不了關係。民俗療法之中，馬鞭草用於利尿、緩解風濕病症，促進乳腺分泌（產奶量），同時也用做為滋補品，調理憂鬱、壓力、焦慮、頭痛、癲癇等問題。據說，馬鞭草有助於發燒後的修復，也可用於感冒、咳嗽。此外，遇有擦傷、燒燙傷、蚊蟲咬傷時，傳統也會用於外部治療。

藥用研究：科學研究顯示，馬鞭草製成的處方以及植株本身的部分成分，同樣具有抗發炎的功效。另有研究指出，馬鞭草可能會對某些賀爾蒙產生影響，這也許可解釋為何馬鞭草據傳能刺激、增加乳量。研究也發現，馬鞭草可能具有鎮靜的作用，並能有助於保護神經細胞。此外，馬鞭草可能具有抗病毒的效用，也可能對免疫系統會很有益，並可減緩咳嗽。上述的功效，或許可用來解釋為何傳統會於發燒後的復原期會使用馬鞭草。

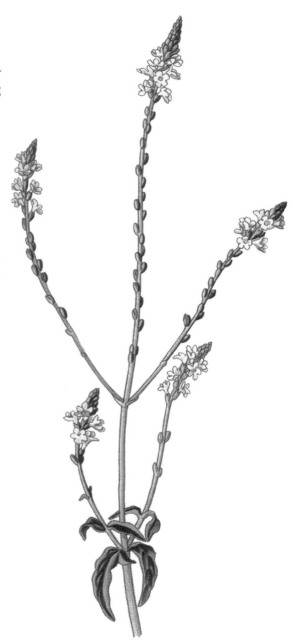

婆婆納   Common speedwell

Veronica officinalis

多年生植物，分布於歐洲地區，夏季開藍
紫丁香色的花朵。

使用部位：地上部。

傳統用途：用於化痰，緩解支氣管炎和哮
喘的症狀。遇到痛風和風濕的病症，傳統
會把婆婆納製成茶飲，做為調理關節發炎
的處方。使用於外部時，有助於傷口癒
合、止癢，以及減少腳汗發生的情況。

藥用研究：用做為香藥草時，婆婆納仍用
於刺激食慾，以及緩解呼吸道、胃腸疾
病、關節炎的症狀。科學研究指出，婆婆
納具有抗發炎的功效。

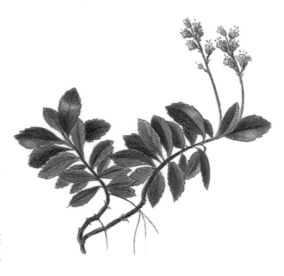

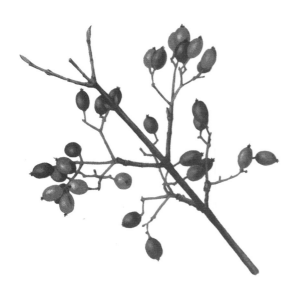

黑山楂   Black haw, American sloe

Viburnum prunifolium

落葉灌木，原生於北美洲，在美國和歐洲
皆已廣泛種植。春季開白色小型花朵之
後，跟著會結出藍黑色的漿果。

使用部位：根皮和莖皮。

傳統用途：用於經痛、痙攣、哮喘的傳統
處方，據稱可預防流產，以及緩解孕吐、
改善更年期症狀。

藥用研究：部分科學研究指出，黑山楂可
能有助於緩解子宮和腸道的痙攣。其他研
究則指出，黑山楂可能有益於靜脈，不過
也可能與血壓升高有所關聯性。

藥用植物的保育與買賣

要精確估算出藥用植物的買賣交易數量和價值，可說是相當困難。眾所周知，人類對於許多植物物種的需求，持續在增加，所以可能會因此引發出許多問題。資料收集會如此困難，其中一個原因，乃是因為一大部分的藥用植物至今仍是由地方人士到野外採收而得。由於需求增加導致過度採收、土地用途改變，外加上晚霜、乾旱、洪水、授粉問題等環境因素，植物已面臨衰竭問題，種種原因造成許多藥用植物面臨越來越大的生存壓力。

要能永續採收藥用植物，可說是件非常重要的事情。可是，當需求高漲時，投機者往往就是來到產地，把所有植株都採收光光。縱使現今的判定技術很發達，已能夠追溯到植株的產地，但要監控採收行為依舊是相當有困難度。

有個解決方案就是耕作種植，但這卻不是個簡單可行的方法，因為要種植野生植物可不是件容易的事，而且還有證據指出採收耕作植物獲得的材料，其效用不及野生植株的作用。植物內的藥用化合物，可能在植物界的生態中，具有防禦的作用，但一旦用了農藥的植株不需要自我保護了，那麼植株內部的藥用化合物含量可能就會降低。

在植物保育工作方面，由於植物園和園藝師可繁殖植物、保存種子，因此扮演著重要角色。全球有許多地區，越來越看重保育在地重要植物的迫切性。

然而，並非所有的藥用植物都面臨到威脅。本書也有列出了一些例子，也就是包括了狗牙根在內，被歸類為雜草的植物。種植這類具有侵略性的植物時，應要特別留心，一旦植株的生長範圍超過園內預定的空間時，可能就會與當地的原生植物發生競爭關係。

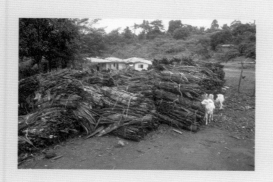

臀果木的樹皮可製作成香藥草（詳見第155頁），所以面臨到過度採伐的威脅。

香菫菜 Sweet violet

Viola odorata

十二世紀義大利薩勒諾（Salerno）這地方，有一本關於婦科醫學的書籍，書名是《拓圖拉》（Trotula），書中有把香菫菜用於「經血過度流動」的建議，並提出把香菫菜油塗抹於肝臟、脈搏、太陽穴、手掌、腳底等區域的作法，藉此來熄滅急性病症的熱氣。香菫菜經常被視為具有「冷卻」的功效，可用來調理燥熱和乾燥的問題。

十六世紀藥草學家約翰・傑拉德（詳見第81頁）表示，使用香菫菜花朵製成的糖漿，具有「緩解發炎、喉嚨不適，以及安定心臟、舒緩頭疼、促進睡眠的能力」。此外，傑拉德也建議把香菫菜的果汁或糖漿，用來調理肺部發炎、咳嗽、發燒和喉嚨痛。

儘管香菫菜時常出現在古老藥草書籍裡，也常伴隨著大量的記述內容，不過其用途在近代似乎已逐漸失去重要性。提及香菫菜時，通常認為是一種花朵或葉片製成的處方，可用來調理喉嚨痛、黏膜炎，還有以濕疹為首的肌膚問題。至於其家族植物三色菫（heartsease，Viola tricolor），才更被廣為使用，常用於相同的病症。

生長：多年生長青植物，喜歡全日照到部分遮蔭之處，以及排水良好的潮濕土壤，春季和暖冬皆會開花。

採收：選擇天氣乾燥時採收花朵，此時花香最為濃郁。

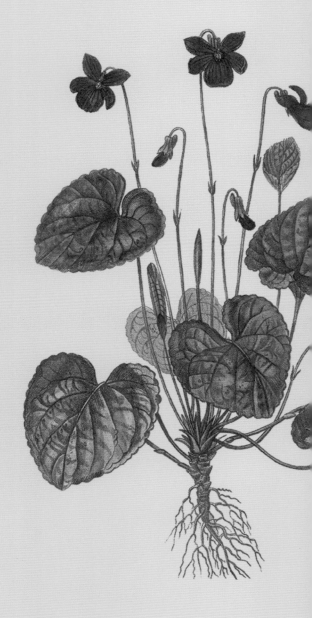

香菫菜糖漿

傳統上，糖漿會應用在喉嚨痛或咳嗽。
如果想要增添多一點紫色調，可以一
次一滴的方式加入檸檬汁。每天服用三
回，每回一茶匙的糖漿。

3把鮮採的香菫菜

細砂糖

半顆檸檬的汁液

另需要：小湯鍋、細篩網、量杯、湯匙、消毒過的
有蓋瓶罐

1. 把花朵放入小湯鍋裡頭，加入足夠的
   水量覆蓋過花朵。

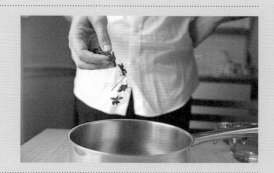

2. 小火加熱，直到水開始沸騰後即可關
   火；蓋緊蓋子，放置過夜。

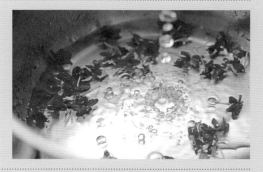

3. 量杯鋪上棉紗布，把液體過濾倒進量
   杯後，每30 ml的液體兌上30 g的糖。
   接著，再倒回小湯鍋，以小火加熱讓
   糖融化，期間要不斷攪拌，然後就可
   以倒入消毒過的瓶罐了。若希望紫色
   糖漿更鮮明，可逐次加入檸檬汁，每
   次加一滴。完成之後，請置放於陰涼
   昏暗處，最久可保存一年。

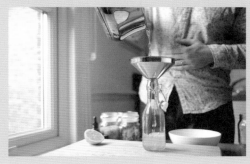

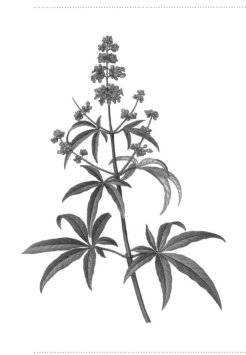

穗花牡荊、南歐黃荊
Chastetree, agnus-castus
Vitex agnus-castus

落葉灌木，來自於歐洲南部。生長於全日照、排水良好的土壤，夏末會長出一簇簇的紫色花朵，葉片狀似大麻葉。

使用部位：地上部。

傳統用途：用來調理月事不順、經前症候群、更年期，也用於痤瘡、神經緊張、失智、關節問題、感冒、胃腸不適、脾臟疾病、頭痛、偏頭痛、眼睛痛，以及發炎和腫脹的症狀。

藥用研究：某項針對患者所做的臨床研究顯示，可顯著減緩經前症候群的病症；至今仍施用於與月事相關的毛病。

葡萄　Grape
Vitis vinifera

落葉爬藤植物，原生於亞洲。有著黃色花穗，種植的第二年起會結果。可生長於多數的土壤類型裡，但需要溫暖的氣候條件。

使用部位：果實、葉子。

傳統用途：葉子用於止血、減緩發炎症狀、緩解疼痛，而未成熟的葡萄則用來調理喉嚨痛；乾葡萄做用於便祕、癌症、霍亂、天花、噁心感、眼部感染，以及肌膚、腎臟、肝臟方便的毛病。

藥用研究：至今仍用於許多病症，不過仍欠缺科學研究資料來支持上述多種不同的傳統用途。

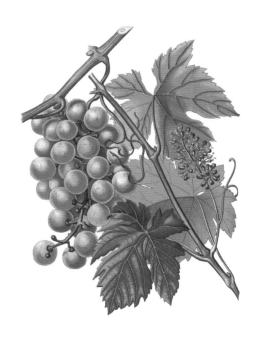

印度人蔘、南非醉茄
Ashwagandha, Indian ginseng
Withania somnifera

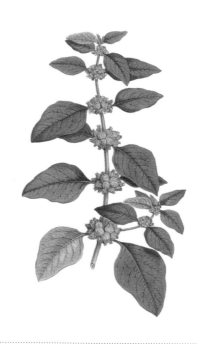

多年生植物，生長於印度、非洲、地中海地區。

使用部位：根部、果實、葉子。

傳統用途：阿育吠陀醫學用來做為恢復活力的滋補品，生病後的復原期和老年人皆會使用。此外，也用來恢復青春、增進記憶和智力、預防疾病與催情用，還能幫助身體應對壓力來襲。

藥用研究：現代研究關注於使用印度人蔘的根部，來治療阿茲海默症此類記憶方面的問題；科學研究結果顯示，使用根部製成的處方可改善學習和記憶，也可能有助於保護神經細胞。由於具有抗發炎功效，因此研究也著重在用來緩解關節炎的作用。

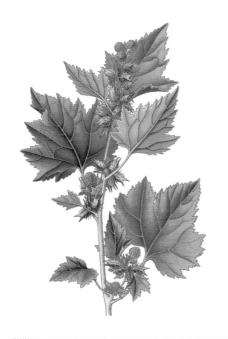

蒼耳、羊帶來   Cocklebur
Xanthium strumarium

一年生的綠色開花植物，常被認為是雜草，果實表面布滿了刺。

使用部位：果實。

傳統用途：用來緩解風濕相關疾病的疼痛感，也用來擊退癲癇病。傳統中藥裡，據稱可用來減緩過敏症狀和瘙癢感，並可緩解黏膜炎。

藥用研究：研究顯示，蒼耳果實製成的處方具有抗發炎功效，可能有助於緩解關節炎症狀。果實內的部分成分，能緩解過敏性鼻炎的症狀，但其他成分則可能會損害肝臟。此外，葉片製成的處方具有抗菌、抗氧的效用。

玉蜀黍　Sweet corn, maize

Zea mays

一年生植物，來自於南美洲或墨西哥。有著搶眼、很像竹葉的葉片，黃色花朵會發育成可食用的玉米，一顆顆的組成其實就是玉米的種子；玉米的顏色會因品種不同而有所差異。

使用部位：玉米鬚（雄蕊）、果實、葉子。

傳統用途：傳統用途相當廣泛；玉米穗軸會研磨成粉後製成膏藥，用來調理瘀傷、腫脹、潰瘍、頭痛，也會製成酊劑幫助排出體內多餘的水分。玉米鬚則是用於利尿，也用來治療泌尿道的急性發炎症狀，同時也用來降血壓、緩解與痛風和關節炎相關的症狀。

藥用研究：玉米具有抗菌功效，因此已添加進入牙膏、漱口水，以及其他口腔衛生的保健產品。研究顯示，葉子和玉米穗軸中的皂苷和尿囊素（allantoin）具有抗發炎效用，可促進傷口癒合，這些化合物也可用來解釋玉米的其他用途。

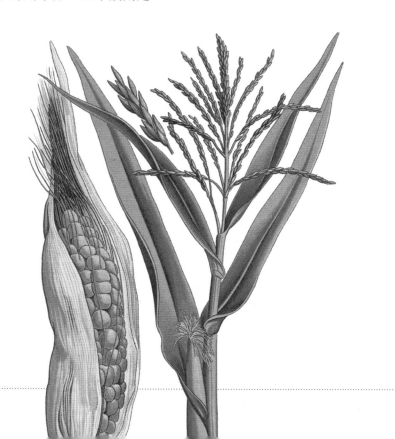

薑 Ginger

Zingiber officinale

一般認為，薑乃是原生於東南亞。於降
雨量充足、亞熱帶溫度的環境之下，可
生長良好。已在許多地區培育種植，包
括印度、中國、澳洲，以及美國的熱帶
地區，如：佛羅里達州。薑的種植方式
和馬鈴薯相同：把發了芽的根莖，種植
於營養豐富、排水良好的土壤。

使用部位：根莖。

傳統用途：自古以來，印度就會種植薑
來做為調味料，為的就是要
薑所具備的暖身、提振精神
的功效。一般認為，薑可以
鎮靜消化系統，刺激排汗、
幫助退燒，也用來調理消化方
面的毛病，如：腹絞痛和胃灼
熱，以及處理與腸胃脹氣相關的
問題。

藥用研究：薑用做為香藥草，可預
防像是暈車時出現的嘔吐和噁心感，
也用來促進消化、緩解發炎的關節，如
類風濕性關節炎。科學研究指出，薑具
有抗發炎、抵禦潰瘍和噁心感的功效，
不過還需要進一步的研究才能證實上
述作用。薑的辛辣味源自於其精油成
分。研究發現，取自其根莖部的精油和
樹脂混合物，即「油性樹脂」（oleo-
resin），以及其他根莖製成的處方，對
於降低膽固醇這方面，看來是很有希望
接續進一步的發展研究。

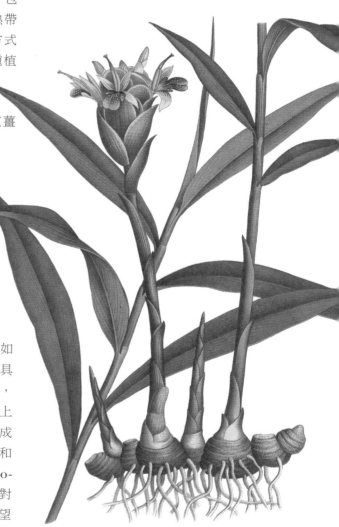

相關用語

乙醯膽鹼酯酶（Acetylcholinesterase）
一種出現在神經系統內的酶，可降解化學訊
號乙醯膽鹼（acetylcholine）。

適應原（Adaptogen）
一種可幫助對抗像是壓力、疾病等帶來負面
影響的物質。

地上部（Aerial parts）
係指植株根部以上的所有部位。

生物鹼（Alkaloid）
植物合成的化合物，其化學結構含有氮；生
物鹼通常對人類和動物都能夠有著明顯的生
理作用。

鎮痛藥（Analgesic）
一種能夠緩解疼痛的物質。

一年生植物（Annual Plant）
係指從發芽、開花到結籽後死亡，整個生命
週期於一年內結束的植物。

花青素（Anthocyanin）
植物合成的類黃酮的亞類（sub-class）；花
青素往往就是負責讓花朵呈現出藍色、紫
色、紅色的色素。

蒽醌（Anthraquinone）
植物合成的化合物；蒽醌通常具有瀉藥功效。

蒽酮（Anthrone）
植物合成的化合物；蒽酮乃是蒽醌的衍生物。

抗心律不整（Antiarrhythmic）
用來調和心律不整（心跳不規律）。

抗凝劑（Anticoagulant）
預防（血液）凝結。

解熱劑（Antipyretic）
退燒之用。

抗痙攣（Antispasmodic）
預防或緩解肌肉痙攣（抽筋）。

抗錐體蟲（Antitrypanosomal）
能夠抵禦錐蟲（Trypanosoma）；包括人類
在內的脊椎動物，這種寄生蟲會透過血液傳
染疾病。

動脈硬化（Arteriosclerosis）
動脈（血管）變硬。

收斂（Astringent）
能夠讓組織收縮、停止分泌物，以及抑制出
血。

**良性前列腺增生（Benign prostatic
hyperplasia）**
前列腺肥大（通常與癌症無關）。

**苄基異喹啉生物鹼（Benzylisoquinoline
alkaloid）**
植物合成的生物鹼，如：罌粟。

兩年生植物（Biennial Plant）
係指通常於兩年內完成生命週期的植物，第一
年只會長出葉子，接著第二年會開花和結果。

膽的（Biliary）
與膽相關的事物。

生物膜（Biofilm）
一層薄膜，由微生物與其他物質（如蛋白質）組成；通常與牙齒表面外層的薄膜有關。

苞葉（Bract）
葉的變態，位於花序基部。

花萼（Calyx）
花朵外層一輪萼片的統稱。

大豆氨基酸（Canavanine）
非蛋白質氨基酸，存在部分植物當中，其中又以某些豆科植物種子的含量較多。
心臟的（Cardiac）與心臟相關的事物。

強心苷（Cardiac glycoside）
含有甾體化合物（steroidal type compound）的植物化合物，而強心苷可能會減緩心臟的跳動。

強心劑（Cardiotonic）
能夠對心臟產生有利作用。

驅除風寒（Carminative）
緩解腸胃脹氣的處方。

霍亂（Cholera）
霍亂弧菌（Vibrio cholerae）引起的傳染病，其症狀包含有腹瀉。

臨床研究、臨床實驗（Clinical study, clinical trial）
實驗或研究當中，為取得科學判定有效的資訊，了解醫療介入的效用與安全，有一組人體受試者做為對照組，接受某種形式的醫療介入（如服用藥物）。

結腸炎（Colitis）
結腸發炎，而結腸又是大腸的一部分。

冠狀動脈（Coronary）
係指心臟的冠狀動脈血管。

香豆素（Coumarin）
植物合成的化合物，特別指豆科植物（Leguminosae）合成的化合物。

尼可拉斯·寇佩珀（Culpeper, Nicholas，1616—1654）
英國的藥草學家和醫生，撰寫、翻譯了許多醫學書籍，把藥效形象說（the Doctrine of Signatures）和占星的概念整合入藥草學。

環腺苷單磷酸（Cyclic AMP）
即3',5'－環腺苷酸，形成於肌肉內，屬於代謝調節劑。

落葉植物（Deciduous Plant）
每年到了生長季結束之際，葉子就會掉落。

湯藥（Decoction）
係指煎煮、過濾而成的香藥草處方。

滋潤劑（Demulcent）
緩解發炎腫脹的物質，尤指喉嚨的黏膜表層。

皮膚炎（Dermatitis）
皮膚發炎的症狀。

佩丹尼歐斯·迪奧斯克里德斯（Dioscorides, Pedanius，40—90）
希臘醫生，著有《藥物論》一書，乃是西方藥草學有史以來深具影響力的作品。

白喉（Diphtheria）
白喉桿菌（Corynebacterium diphtheriae）
及其強大毒素引起的傳染病。

二萜類（Diterpenoid）
植物合成的萜類化合物，乃是部分藥用植物
的「活性」成分。

利尿劑（Diuretic）
促進身體排尿。

憩室炎（Diverticulitis）
即大腸憩室發炎。

水腫（Dropsy）
係為英文oedema液體聚集的舊字，通常與
心力衰竭脫離不了關係。

痢疾（Dysentery）
因感染而引發的疾病，會導致腹瀉和發燒的
症狀。

消化不良（Dyspepsia）
胃部疾病，通常會伴隨疼痛、噁心、消化不
良的情況。

催吐劑（Emetic）
可誘發嘔吐。

潤膚霜（Emollient）
用來舒緩或軟化肌膚的物質。

常青植物（Evergreen Plant）
係指葉片可留存超過一個生長季節的植物。

化痰藥（Expectorant）
可促進氣管分泌痰液（黏液），特別會用來
治療咳嗽。

熱病（Febrile）
與發燒相關的事物。

解熱劑（Febrifuge）
可幫助退燒。

纖維肌痛（Fibromyalgia）
一種症候群，包含軟組織大面積疼痛，受影
響的肌肉還會伴隨出現虛弱、疲勞、痠痛與
僵硬。

類黃酮（Flavonoid）
植物合成的化合物，廣泛分布於自然界裡；
類黃酮會以多種不同的亞類出現，通常都具
有抗氧化的功效。

胃炎（Gastritis）
胃部發炎的病症。

約翰·傑拉德（Gerard, John，1545—1612）
英國藥草學家、園藝師，著有《香藥草》
（The Herball），書中記述了上千種植物。

牙齦炎（Gingivitis）
牙齦（即齒頸周圍的組織）發炎的病症。

青光眼（Glaucoma）
由於眼壓升高，造成視野範圍出現障礙的病
症。

苷（Glycosides）
由兩種成分組成的植物化合物：醣苷配基
（aglycone，非醣體部分）和醣體的部分。

淋病（Gonorrhoea）
淋病雙球菌（Neisseria gonorrhoeae）引起
的傳染性疾病，會引發生殖器周圍發炎。

婦科（Gynecological）
處理與女性生殖道相關的疾病，其中包含與生殖系統和荷爾蒙相關者。

血尿（Haematuria）
含有血液的尿液。

肝炎（Hepatitis）
肝臟發炎的病症。

高血壓（Hypertension）
血壓高漲的情況。

高血壓患者（Hypertensive）
指稱血壓過高的人。

免疫抑制（Immunosuppressive）
免疫反應發展被阻礙或是受到干擾。

茶飲（Infusion）
把草藥浸泡於水中而製成的處方。

環烯醚萜（Iridoid）
植物合成的單萜類化合物，可見於部分藥用植物之中，如纈草和龍膽。

異黃酮（Isoflavone）
植物合成的化合物，屬於類黃酮化合物的亞類，通常具有類似雌激素的功效。

異奎啉生物鹼（Isoquinoline alkaloid）
像是罌粟等植物合成的生物鹼。

黃疸（Jaundice）
血液中的膽紅素濃度變高，造成身體某些組織和排泄物出現淡黃色的顏色。

乳膠（Latex）
植物遭切割或損傷時，會產生的乳白色樹液或液體，可能具有刺激性。

萊姆病（Lyme disease）
被感染的蜱（俗稱壁蝨）傳播給人類的細菌感染疾病。

夏至草素（Marrubiin）
可見於植物歐夏至草裡頭的二萜類化合物。

月經過多（Menorrhagia）
經期過長或經血量過多。

單萜（Monoterpene）
植物合成的萜類化合物，通常可在植物的精油裡頭見到。

黏液（Mucilage）
存在於植物之中的物質，其組成通常是碳水化合物（多醣類），可用做為像是吸收水分的儲存材料。

黏液性（Mucilagious）
與黏液有關的特質。

神經痛（Neuralgic）
與神經疼痛相關的病症。

水腫（Oedema）
這個病症的特徵就是體內的腔室或組織，聚積過多的水分。

病原體（Pathogen）
係指會引發疾病的各種微生物、病毒或是其他生物。

多年生植物（Perennial Plant）
係指可活到兩年以上的植物，成熟之後可年年開花。

蠕動（Peristalsis）
係指腸道的活動，包括肌肉的收縮與放鬆，以利於腸道內的物質順利通過消化系統。

酚類（Phenolic）
植物合成的化合物，其化學結構中含有酚（phenol）的成分；酚類物質可包含簡單酸類（simple acids）、類黃酮、蒽醌和香豆素。

靜脈炎（Phlebitis）
靜脈發炎的病症。

安慰劑（Placebo）
不具藥效成分的物質，用做為暗示具有某種作用的藥物；臨床實驗裡，通常會拿來與研究藥物進行比較對照。

胸膜炎（Pleurisy）
胸膜發炎的病症，而胸膜則是位於肺部的周圍。

帶狀疱疹後神經痛（Post-herpetic neuralgia）
感染帶狀疱疹病毒後所出現的神經疼痛。

牛皮癬（Psoriasis）
皮膚發炎，出現鱗屑的肌膚病變。

膏藥（Poultice）
這個處方的製作乃是將有藥效的液體，藉由一個潤濕吸收的物質，敷在皮膚上來導入功效。

肺臟的（Pulmonary）
與肺部相關的事物。

吡咯聯啶生物鹼（Pyrrolizidine alkaloid）
植物合成的生物鹼，多與引發肝毒性相關。

風濕病（Rheumatism）
用來描述與關節或肌肉疼痛有關的各種病症的用詞。

根莖的（Rhizomatous）
與根莖相關的事物。

發紅劑（Rubefacient）
塗抹於皮膚上會產生紅疹（發紅）的物質，做為誘導用途、緩解疼痛。

皂苷（Saponin）
植物合成的化合物，通常具有表面活性劑（類似洗滌劑）的功效。

猩紅熱（Scarlet fever）
細菌感染引發的疾病，導致皮膚出現紅色腫塊。

瘰癧（Scrofula）
會讓腺體腫脹的疾病，也是結核病過往的名稱。

番瀉苷（Sennoside）
植物合成的化合物，可在具有瀉藥功效的番瀉葉藥草裡，找到番瀉苷活性成分。

天花（Smallpox）
痘病毒引發的傳染病，會導致身體有寒意、發燒，以及肌膚長膿皰。如今因有疫苗接種，所以認為已是被根除、杜絕的疾病。

助眠（Soporific）
讓人昏昏欲睡、幫助入睡。

雄蕊（Stamen）
花朵的雄性部位。

麥角中毒（St Anthony's fire）
係指數種肌膚發炎，或是出現壞疽的病症，又稱「聖安東尼之火」。

走莖（Stolon）
橫向或是拱起生長的莖部，通常會生長於地面上，而其尖端的根部則會長出新的植株，或稱匍匐莖。

健胃藥（Stomachic）
有助於改善胃口和消化的物質。

草本植物（Strewing herb）
係指傳統上為了讓建築物內充滿香氣或是為了驅蟲目的，而遍布並種植於地面上的植物（通常是草本植物）。

耳鳴（Tinnitus）
係指與聲音感知有關的疾病，宛如耳朵裡有鈴聲或呼嘯聲。

三萜類化合物（Triterpenoid）
植物合成的萜類化合物，在大自然界的產量豐沛，其中又以植物樹脂的產量為首。

結核病（Tuberculosis）
因感染上結核分枝桿菌（Mycobacterium tuberculosis）造成的疾病，體內近乎每個組織和器官都會受到影響，如肺臟。

威廉‧泰納（Turner, William，1508—1568）
來自英國的植物學家、博物學家。

子宮收縮劑（Uterotonic）
可讓子宮肌肉收縮的藥劑。

血管舒張（Vasodilative）
可讓血管擴張。

白斑病（Vitiligo）
肌膚會出現無色素斑塊的一種疾病。

作　　　　者	莫妮克·賽孟茲　(Monique Simmonds)
	梅蘭妮-珍·豪斯　(Melanie-Jayne Howes)
	傑森·歐文　(Jason Irving)
譯　　　　者	吳盈慧

責 任 編 輯	蔡穎如
封 面 設 計	任宥騰
內 頁 編 排	林詩婷

行 銷 主 任	辛政遠
資 深 行 銷	楊惠潔
通 路 經 理	吳文龍
總 編 輯	姚蜀芸
副 社 長	黃錫鉉
總 經 理	吳濱伶
首 席 執 行 長	何飛鵬

出　　　　版	創意市集Inno-Fair
發　　　　行	英屬蓋曼群島商家庭傳媒股份有限公司城邦分公司
	Distributed by Home Media Group Limited Cite Branch
地　　　　址	115 臺北市南港區昆陽街16號8樓
	8F., No. 16, Kunyang St., Nangang Dist., Taipei City 115 , Taiwan

城邦讀書花園	www.cite.com.tw
客戶服務信箱	service@readingclub.com.tw
客戶服務專線	(02) 25007718、(02) 25007719
客戶服務傳真	(02) 25001990、(02) 25001991
服 務 時 間	週一至週五09:30~12:00、13:30~17:00
劃 撥 帳 號	19863813　戶名：書虫股份有限公司
實體展售書店	115 臺北市南港區昆陽街16號5樓

I S B N	978-626-7488-18-8（紙本）/ 978-626-7488-54-6（EPUB）
版　　　　次	2025年1月初版1刷
定　　　　價	新台幣630元 / 441元（EPUB）/ 港幣210元

製 版 印 刷	凱林彩印股份有限公司

Original title: The Gardener's Companion to Medicinal Plants
Copyright © Quarto Publishing Plc 2016
Text © RBG, Kew 2016
Photographs and illustrations © the Board of Trustees of the Royal Botanic
Gardens, Kew, unless otherwise stated
All rights reserved.

◎如有缺頁、破損、裝訂錯誤，或有大量購書需求等，都請與客服聯繫。

Printed in Taiwan　著作版權所有·翻印必究

國家圖書館預行編目(CIP)資料

英國皇家植物園藥用草本圖鑑：香草&藥草的栽植、醫療與生活應
用指南 / 莫妮克．賽孟茲 (Monique Simmonds)，梅蘭妮-珍．豪斯
(Melanie-Jayne Howes)，傑森．歐文 (Jason Irving) 著；吳盈慧 譯．
-- 初版. -- 臺北市：創意市集出版：英屬蓋曼群島商家庭傳媒股份
有限公司城邦分公司發行, 2024.12
　　面；　公分
ISBN 978-626-7488-18-8（平裝）

1.CST: 藥用植物 2.CST: 植物性生藥 3.CST: 自然療法

418.52　　　　　　　　　　　　113008750

香港發行所　城邦（香港）出版集團有限公司
九龍土瓜灣土瓜灣道 86 號順聯工業大廈 6 樓 A 室
電話：(852) 2508-6231
傳真：(852) 2578-9337
信箱：hkcite@biznetvigator.com

馬新發行所　城邦（馬新）出版集團
41, Jalan Radin Anum, Bandar Baru Sri Petaling,
57000 Kuala Lumpur, Malaysia.
電話：(603) 9056-3833
傳真：(603) 9057-6622
信箱：services@cite.my

＊廠商合作、作者投稿、讀者意見回饋，請至：
　創意市集粉專　https://www.facebook.com/innofair　　　創意市集信箱　ifbook@hmg.com.tw

英國皇家
植物園
藥用草本圖鑑
香草&藥草
的栽植、
醫療與生活
應用指南

THE GARDENER'S COMPANION TO
MEDICINAL
PLANTS
AN A-Z OF HEALING
PLANTS AND HOME
REMEDIES